Brüderl • Detzner-Reiter

Therapie-Basics
Elternarbeit

AF850574

Online-Material auf psychotherapie.tools

Mit dem untenstehenden Freischalt-Code erhalten Sie die digitalen Arbeitsmaterialien aus diesem Buch. Hierfür ist eine Registrierung auf psychotherapie.tools notwendig:

1. psychotherapie.tools/online-material öffnen.
2. Freischalt-Code eingeben.
3. Auf »Freischalt-Code einlösen« klicken. Der Code ist einmal gültig.
4. Im Warenkorb auf »Credits einlösen« klicken und Vorgang nach Login abschließen.
5. Arbeitsmaterialien nutzen.

Die Arbeitsmaterialien stehen Ihnen in Ihrem Kundenkonto unter »Mein Material« dauerhaft zur Verfügung. Sie sind für Ihren persönlichen Gebrauch bestimmt. Als Institution mit mehreren Nutzer:innen wenden Sie sich bitte an vertrieb-psychotherapie.tools@beltz.de

AK7D55SV5S

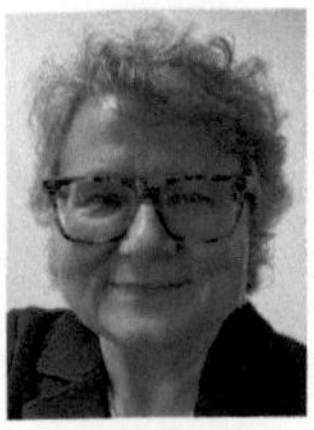

Leokadia Brüderl, Dr. phil., Psychologische Psychotherapeutin (PP), Kinder- und Jugendlichenpsychotherapeutin (KJP). Seit 1999 niedergelassen in eigener Praxis; Verhaltenstherapeutin; Schematherapeutin (ISST-zertifiziert) für Kinder, Jugendliche und Erwachsene. Dozentin, Supervisorin und Selbsterfahrungsleiterin für Verhaltenstherapie und Schematherapie.

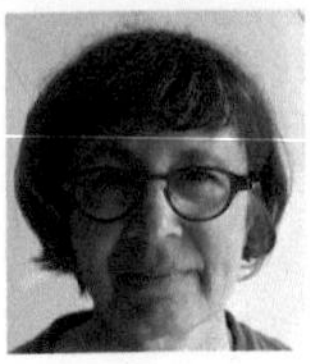

Ulrike Detzner-Reiter, Dr. med., Ärztin für Kinder und Jugendpsychiatrie und Psychotherapie (VT). Facharztausbildung am Zentralinstitut für seelische Gesundheit in Mannheim, Oberärztin in der Kinder- und Jugendpsychiatrischen Klinik Sonnenhof, St. Gallen. Ausbildung zur Supervisorin für Kognitive Therapie am Beck Institute, Philadelphia. Seit 1999 Niederlassung in eigener Praxis in Tübingen, Lehrpraxis für Verhaltenstherapie, Dozentin und Supervisorin.

Leokadia Brüderl • Ulrike Detzner-Reiter

Therapie-Basics Elternarbeit

Mit Online-Material

BELTZ

Dr. phil. Leokadia Brüderl
Praxis für Psychotherapie und Kinder- und Jugendlichentherapie
Schliffkopfweg 4, 71067 Sindelfingen

Dr. med. Ulrike Detzner-Reiter
Praxis für Kinder- und Jugendpsychiatrie, Psychotherapie
Hirschgasse 11, 72070 Tübingen

MIX
Papier | Fördert gute Waldnutzung
FSC® C089473

Dieses Buch ist erhältlich als:
ISBN 978-3-621-29126-2 Print
ISBN 978-3-621-29127-9 E-Book (PDF)

1. Auflage 2025

Verlagsgruppe Beltz
Werderstraße 10, 69469 Weinheim
service@beltz.de

Lektorat: Andrea Glomb
Umschlagbild: Lina-Marie Oberdorfer
Herstellung: Myriam Frericks
Satz: WMTP Wendt-Media Text-Processing GmbH, Birkenau
Druck und Bindung: Beltz Grafische Betriebe, Bad Langensalza
Beltz Grafische Betriebe ist ein Unternehmen mit finanziellem Klimabeitrag (ID 15985-2104-1001).
Printed in Germany

Weitere Informationen zu unseren Autor:innen und Titeln finden Sie unter: www.beltz.de

Inhalt

Verzeichnis der Arbeits- und Informationsblätter

4 Elternarbeit mit Patchworkfamilien 78

5 Wie gestalte ich die Therapiebeziehung in der Elternarbeit? 89

6 Was sind die wichtigsten Techniken in der Elternarbeit? 104

7 FAQ 117

8 Beispiele und Hilfestellungen 126

9 Dos und Don'ts 134

10 Mein Wissen überprüfen 139

11 Wo kann ich mehr erfahren? 150

Vorwort

Die therapeutische Arbeit mit Kindern und Jugendlichen ist eine ebenso anspruchsvolle wie bereichernde Aufgabe. Kinder und Jugendliche befinden sich in einer dynamischen Entwicklungsphase. Ihre psychischen Herausforderungen betreffen jedoch selten nur sie allein, sondern stehen stets in Wechselwirkung mit ihrem familiären Umfeld. Deshalb ist die Zusammenarbeit mit Eltern ein unverzichtbarer Bestandteil einer erfolgreichen Kinder- und Jugendpsychotherapie. Dieses Buch widmet sich der Elternarbeit als zentralem Element der kinderpsychotherapeutischen Praxis. Es zeigt, wie Eltern als Co-Therapeut:innen, Unterstützer:innen und Wegbegleiter:innen in den therapeutischen Prozess einbezogen werden können. Dabei geht es nicht nur um Vermittlung von Wissen über psychische Störungen oder Erziehungsstrategien, sondern vor allem um das Verstehen und Bearbeiten der elterlichen und familiären Dynamiken.

Obgleich begleitende Elternarbeit höchste Anforderungen an Therapeut:innen stellt, finden sich in der Literatur nur vereinzelt aktuelle konzeptionelle Ausarbeitungen dazu. In vielen Curricula der Aus- und Weiterbildung für Kinder- und Jugendpsychotherapeut:innen sucht man vergeblich nach dem expliziten Thema »Elternarbeit«. Verunsicherung von Therapeut:innen im Hinblick auf die Gestaltung von Elternarbeit ist in Supervisionen immer wieder deutlich spürbar. Häufig wird Elternarbeit besonders in der verhaltenstherapeutischen Arbeit nach der Diagnostikphase eher vernachlässigt. Eine punktuelle Auseinandersetzung von Therapeut:innen in der Selbsterfahrung mit ihren eigenen Widerständen hinsichtlich begleitender Elternarbeit kann eine umfassende Reflexion mit der Thematik nicht ersetzen.

Elternarbeit erfordert ein hohes Maß an Einfühlungsvermögen, Verständnis und professionellem Wissen. Sie beinhaltet die Fähigkeit, Vertrauen aufzubauen, Barrieren und Widerstände zu überwinden, Perspektiven zu integrieren und gemeinsame Ziele zu formulieren, oft unter herausfordernden Bedingungen. Gerade in Familien mit belasteten Beziehungen oder schwierigen Lebensumständen kann sie sowohl herausfordernd sein als auch zu einer beachtlichen Verbesserung der psychotherapeutischen Behandlung von Indexpatient:innen beitragen.

Wir möchten mit diesem Buch unsere langjährige therapeutische Erfahrung und unser Fachwissen einbringen, um theoretische Hintergründe, praxisnahe Ansätze und Fallbeispiele zur Verfügung zu stellen. Ziel ist es, Werkzeuge an die Hand zu geben, die eine Zusammenarbeit mit Eltern in der Psychotherapie mit Kindern und Jugendlichen bewusster und nachhaltiger ermöglichen. Ein weiteres Anliegen besteht darin, Neugierde für die Thematik zu wecken, einen Überblick über wichtige Aspekte von begleitender Elternarbeit zu bieten und zur vertiefenden Auseinandersetzung sowie Integration in die eigene Konzeptualisierung und Gestaltung von Elternarbeit im Praxisalltag anzuregen.

Unser Dank gilt unserer Lektorin, Andrea Glomb, für ihre geduldige, motivierende und stärkende Begleitung dieses Buchprojektes mit vielen wertvollen Hinweisen. Vor allem danken wir aber unseren Patient:innen und deren Eltern für ihr Vertrauen in unsere therapeutische Arbeit. Dank gilt auch unseren Familien, die immer wieder motivierend unsere therapeutische Arbeit, unsere Tätigkeiten als Dozentinnen und Supervisorinnen sowie den Prozess des Schreibens unterstützt haben.

Sindelfingen und Tübingen, im Januar 2025

Leokadia Brüderl
Ulrike Detzner-Reiter

Hinweise zur Arbeit mit diesem Buch

Zur Reihe »Therapie-Basics«

Die Reihe »Therapie-Basics« besteht aus Einzelbänden, die sich jeweils mit einer Therapieform, einem Setting oder einer Technik beschäftigen. Sie bietet durch das kompakte Darstellen der Inhalte auf einzelnen Informationsblättern einen klaren Überblick über die einzelnen Themenbereiche und ermöglicht ein schnelles Nachschlagen, Wiederfinden und Aneignen der Inhalte.

Zu den Icons

Alle Informations- und Arbeitsblätter sind mit verschiedenen Icons ausgestattet, die zur Orientierung auf den Materialien dienen. Folgende Icons begegnen Ihnen in diesem Buch:

V **Verstehen:** Auf Informationsblättern mit diesem Icon werden Hintergründe und grundlegende Informationen zu den einzelnen Themen angeboten.

E **Einsetzen:** Wenn es auf einem gesamten Informationsblatt um die konkrete Umsetzung in die Praxis geht, ist es mit diesem Icon gekennzeichnet.

R **Reflektieren:** An diesem Icon erkennen Sie Arbeitsblätter, die zur therapeutischen Selbstreflexion eingesetzt werden können.

Ü **Überprüfen:** Ob Sie sich mit dem Wissen ausreichend vertraut machen konnten, überprüfen Sie mit den Arbeitsblättern, die dieses Icon tragen.

In der Praxis: Mit diesem Icon gekennzeichnete Abschnitte illustrieren die direkte Übertragung von Wissen in die therapeutische Praxis.

Im Gespräch bleiben: Dieses Icon weist auf beispielhafte Therapiedialoge hin.

I Was ist begleitende Elternarbeit?

1 Was sind Grundlagen und Grundhaltungen in der Elternarbeit?

Begleitende Elternarbeit in der psychotherapeutischen Behandlung von Kindern und Jugendlichen gilt mittlerweile als unbestritten wichtig. Sie bietet die Möglichkeit, die oftmals in einer regelrechten »Problemtrance« festgefahrene Eltern-Kind-Beziehung zu entlasten und wieder in eine positive Richtung zu lenken. Es eröffnen sich zudem häufig konstruktive Entwicklungsimpulse für das betroffene Kind sowie das gesamte Familiensystem. Durch die enge Zusammenarbeit mit Eltern gelingt ein nachhaltiger Transfer von Therapieerfolgen. Je jünger das Therapiekind ist, desto wichtiger ist begleitende Elternarbeit.

Um der Komplexität begleitender Elternarbeit von therapeutischer Seite gerecht zu werden, erfordert dies zunächst eine Auseinandersetzung mit Grundlagen und Grundhaltungen für einen gelingenden Einbezug von Eltern in die psychotherapeutische Behandlung.

Informations- und Arbeitsblätter dieses Kapitels

INFO 1 Behandlungsmotivation und Intensität der elterlichen Partizipation
Das Informationsblatt erörtert Aspekte der Behandlungsmotivation und anteilige Partizipation von Eltern, Kindern und Jugendlichen am Psychotherapieprozess.

INFO 2 Strukturelle Aspekte von begleitender Elternarbeit
Die Abwägung juristischer, formeller und motivationaler Gründe bilden die Basis für den Einbezug von Eltern, die es bereits zu Beginn der psychotherapeutischen Behandlung zu reflektieren gilt.

INFO 3 Von den Anfängen und Hintergründen der psychodynamischen Elternarbeit
Das Informationsblatt erläutert Anfänge und Hintergründe begleitender Elternarbeit aus dem Blickwinkel psychoanalytischer und tiefenpsychologischer Kinderpsychotherapie. Beispielhaft wird das Vorgehen in der Katathym-Imaginativen Psychotherapie (KIP) skizziert.

INFO 4 Entwicklung von Elternarbeit in der Verhaltenstherapie
Elternarbeit in der Verhaltenstherapie mit ihren Wurzeln in den 1960er und 1970er Jahren erfolgt auf der Annahme, dass das Verhalten des Kindes direkt modifiziert wird, aber auch die Interaktionen des Kindes mit den Eltern zu berücksichtigen sind.

INFO 5 Elternarbeit aus systemischer Perspektive
Auffälliges Verhalten von Kindern wird aus systemischer Perspektive mittlerweile als wesentlich geprägt durch das Beziehungsgeschehen im wichtigsten Bezugssystem angesehen. Therapeut:innen wägen ab, welche Personen zum bedeutsamen System für das Therapiekind gehören. Das Mehrpersonensetting ist besonders zu Beginn der Behandlung bedeutsam.

INFO 6 Eltern-Coaching in der Schematherapie
Schematherapeutische Elternarbeit in Kombination mit einer guten therapeutischen Beziehung zu den Eltern erhöht die Wirksamkeit der psychotherapeutischen Behandlung der Kinder und Jugendlichen. Unter schematherapeutischem Eltern-Coaching wird eine systemisch akzentuierte, therapiebegleitende Elternarbeit verstanden, die sich an Erziehungsberatung orientiert.

INFO 7 Ziele der begleitenden Elternarbeit in den unterschiedlichen Therapieverfahren
In Abhängigkeit vom theoretischen Hintergrund und der therapeutischen Ausrichtung innerhalb der Kinder- und Jugendlichenpsychotherapie werden unterschiedliche Schwerpunkte bei der begleitenden

Elternarbeit gesetzt. Das Informationsblatt bietet eine Zusammenstellung wichtiger Ziele der Bezugspersonenarbeit für fünf verschiedene Therapieverfahren/-methoden.

INFO 8 Störungsübergreifende Ansatzpunkte in der Elternarbeit

Im Vorfeld einer Kinder- und Jugendlichenpsychotherapie gilt es stets verschiedene Perspektiven zu berücksichtigen. Wichtige störungsübergreifende Ansatzpunkte für begleitende Elternarbeit in der Verhaltenstherapie sowie das problem- und zielorientierte Baustein-Konzept für Bezugspersonenarbeit in der Verhaltenstherapie werden erörtert.

INFO 9 Entwicklungsaufgaben von Eltern

Familiäre Entwicklungsaufgaben entstehen beim Übergang zur Elternschaft bzw. in der Lebensphase mit Kindern. Jeder einzelne Lebensabschnitt stellt neue Herausforderungen, Belastungen und Probleme an die Familienmitglieder. Ein Wechsel im Familienzyklus hat oftmals psychische und / oder physische Auswirkungen auf die gesamte Familie. In diesem Informationsblatt wird ein Überblick über entsprechende Entwicklungsaufgaben für Eltern im Familienzyklus gegeben.

INFO 10 Schutz- und Risikofaktoren

Individuelle und familiäre Risikofaktoren werden bereits in der Diagnostik und später in der Behandlungsplanung berücksichtigt. Sie tragen oftmals entscheidend zur Klärung der Symptomatik bei. Das Wissen um Schutzfaktoren unterstützt die Ressourcenarbeit mit Eltern sowie den Aufbau von deren Resilienz in störungsbedingten Konfliktsituationen.

INFO 11 Verschiedene Formen der Elternarbeit

Die multimodalen Behandlungsangebote spiegeln sich auch in Angeboten für begleitende Elternarbeit wider. Dabei wird die Ausrichtung der Elternarbeit an die verschiedenen Formen des Einbezugs der Eltern angepasst. Elementare Bestandteile der begleitenden Elternarbeit in der multimodalen Kinder- und Jugendlichenpsychotherapie werden auf diesem Informationsblatt dargestellt.

INFO 12 Erziehungsstile und Erziehungshaltungen

Eine adäquate Unterstützung der Eltern von verhaltensauffälligen Kindern erfordert die Auseinandersetzung mit deren Erziehungskonzepten, die auf der Basis von Werten und Normen bestimmte Erziehungsziele anstreben und sich in verschiedenen Erziehungsstilen abbilden. Diese können sich als kontraproduktiv für eine nachhaltige Veränderung von Problemverhalten erweisen.

INFO 13 Positive Elternschaft

Eine stabile Eltern-Kind-Beziehung gilt als wichtiger Resilienzfaktor im Hinblick auf die Bewältigung möglicher zukünftiger belastender Lebensereignisse des Kindes. Förderliche elterliche Erziehungsgrundhaltungen, das magische Zieldreieck sowie das Säulenmodell der Erziehung mit den Implikationen für die begleitende Elternarbeit werden dargestellt.

AB 1 Selbstreflexion: Grundannahmen zur begleitenden Elternarbeit

Impulsfragen regen zur Selbstreflexion hinsichtlich der Grundlagen und therapeutischen Grundhaltungen in der begleitenden Elternarbeit an.

Behandlungsmotivation und Intensität der elterlichen Partizipation

Elterngespräche sind ein fester Bestandteil der Psychotherapie mit Kindern und Jugendlichen und werden in Deutschland analog zur Behandlung des Kindes / Jugendlichen von den Krankenkassen finanziert (Faber et al., 1996). Allgemein wird die Beteiligung der Eltern in der Kindertherapie als eine Schlüsselkomponente im Therapieprozess betrachtet. Studien haben gezeigt, dass die Kindertherapie generell effektiver ist, wenn die Eltern involviert werden (Haine-Schlagel & Walsh, 2015).

Förderlich für die Veränderungsbereitschaft und die nachhaltige Zusammenarbeit sowohl auf Kind- als auch auf Elternebene erweisen sich nach Staudt (2007)

- ein einstellungsbezogenes Engagement, z. B. die Erwartung, dass die Behandlung helfen wird,
- die Motivation zur Teilnahme an einer Psychotherapie und
- verhaltensbezogenes Engagement wie regelmäßiges Erscheinen und Teilnahme an den Gesprächen.

Dabei wird die Behandlungsmotivation des Therapiekindes durch die Motivation der Eltern in der Elternarbeit positiv beeinflusst. Als Wirkfaktoren sind zu nennen:

- eine verbesserte Wirksamkeit der Behandlung durch die Unterstützung und Ermutigung der Eltern
- eine verbesserte Kommunikation und Zusammenarbeit mit dem Kind durch den elterlichen Einfluss
- eine effektive Behandlungsplanung
- ein effektiver Transfer in den Alltag der in der Therapie erlernten Skills

Eine Verbesserung der elterlichen Erziehungskompetenz sowie ein positiver Effekt auf die Familiendynamik tragen zum Behandlungserfolg der Kindertherapie bei, zudem wird der Zusammenhalt der Familie gestärkt. Art und Intensität der Elternarbeit sind abhängig vom Alter des Kindes, vom Störungsbild, von der Familiendynamik und von den individuellen Faktoren. Damit hängt die Intensität für Elternarbeit immer von den spezifischen Bedürfnissen des Kindes und der Familie ab.

Elterliche Partizipation bei Jugendlichen

Wichtig

Die zunehmende Autonomie Jugendlicher führt dazu, dass der Einbezug der Eltern abnimmt und übereinstimmend mit Patient:innen geschehen muss (s. folgende Abb.). Manche Themen werden in der Therapie gar nicht mit den Eltern besprochen. Je jünger allerdings das Kind ist, desto mehr fokussiert die Psychotherapie auf die Eltern. Häufig geht es um die Verbesserung der Bindung zwischen Eltern und Kind (Kölch, 2014).

Behandlungsmotivation und Intensität der elterlichen Partizipation

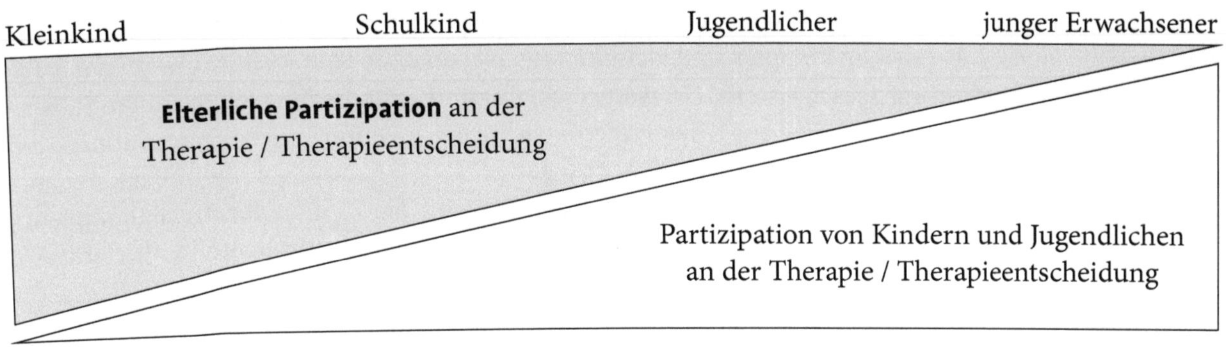

Abbildung Anteilige Partizipation von Eltern, Kindern und Jugendlichen am Therapieprozess

Novick und Novick (2017) sprechen sich explizit für die begleitende Elternarbeit auch in der Jugendlichenpsychotherapie aus. Es gehe in dieser Lebensphase nicht um Separation, sondern um Veränderung bzw. Transformation der Eltern-Kind-Beziehung. Bei respektvoller, sensibler und an den Entwicklungsstand angepasster Gestaltung von Elternarbeit in der Psychotherapie von Jugendlichen ist diese durchaus mit den jugendlichen Autonomiebestrebungen vereinbar.

- Respekt vor der Privatsphäre des Jugendlichen,
- klare Absprachen zwischen Therapeut:innen, Jugendlichen und Eltern über Rollen und Grenzen,
- gemeinsame Bearbeitung von Konflikten und gegenseitigen Erwartungen,
- Betonung der Eigenverantwortung und Integration von Jugendlichen in die Elternarbeit

stellen gute Voraussetzungen dar, auf der neuen Basis einer sich entwickelnden, eher partnerschaftlichen Eltern-Kind-Beziehung Eltern darin zu unterstützen, die jugendliche Eigenständigkeit adäquat zu fördern und die Selbstwirksamkeit ihres Kindes zu stärken. Gleichzeitig ermöglicht dies die gemeinsame Arbeit an transgenerativen Mustern in der Familie, fördert somit auch langfristige, nachhaltige Veränderungen in der Familiendynamik und bietet Möglichkeiten für Prävention von gegenseitigen Missverständnissen.

Strukturelle Aspekte von begleitender Elternarbeit

Der therapeutische Prozess in der Kinder- und Jugendlichenpsychotherapie ist durch die Beteiligung von verschiedenen Subsystemen komplex und vielschichtig. Neben dem Therapiekind werden das Familiensystem mit Eltern, ggf. Geschwistern, Großeltern, Stieffamilienmitgliedern sowie andere Subsysteme wie Tagesmütter, Erzieher:innen aus Kindertageseinrichtungen, Lehrer:innen, Trainer:innen und Peers in die Behandlung einbezogen (Borg-Laufs & Hungerige, 2005). Es sind vor allem Personen, die prägend für die Entwicklungsbedingungen des Therapiekindes sind. Sie können durch die therapiebegleitenden Interventionen die therapeutische Arbeit mit dem Therapiekind entscheidend unterstützen.

Wichtig

Oftmals besteht aber auch Veränderungsbedarf bei den Bezugspersonen selbst, der in der begleitenden Bezugspersonenarbeit durch therapeutische Impulse angeregt wird.

Je nach Alter, Störungsbild, Setting und therapeutischer Ausrichtung dient die therapeutische Behandlung nicht nur dem Wohlergehen und der Entwicklungsförderung des betroffenen Kindes, sondern auch dem sich gegenseitig beeinflussenden Familien- bzw. Bezugspersonensystem. Mit einem vertieften Verständnis für die Probleme und Auffälligkeiten werden vor dem Hintergrund des Wissens über das Störungsbild Ressourcen des Kindes sowie der weiteren beteiligten Personen gestärkt, die innere Dynamik erfahrbar gemacht und lösungsorientiert Wege aus der oft vorhandenen Problemtrance erarbeitet.

Juristische, formelle und motivationale Gründe für den Einbezug von Bezugspersonen
Es gibt juristische, formelle und motivationale Gründe, sowohl Eltern als auch bedeutsame Bezugspersonen begleitend in die psychotherapeutische Behandlung einzubeziehen (Schmelzer, 2007), um nachhaltige therapeutische Impulse setzen zu können.

Juristische Gründe. Psychotherapie mit Kindern, Jugendlichen und deren Bezugssystemen wird auf der Basis der Paragraphen 12 SGB 5, 1 SGB 8 sowie der Grundlage der Psychotherapievereinbarungen und -richtlinien von Kinder- und Jugendlichenpsychotherapeut:innen durchgeführt (Könning, 2002). Jede psychotherapeutische Behandlung bedarf der Einwilligung und setzt eine umfassende Aufklärung der bedeutsamen Bezugspersonen sowie in altersangepasster Sprache auch des Therapiekindes über Indikation, Behandlungsart, Therapieplanung, konkrete Therapiezielvereinbarung, mögliche Behandlungsalternativen, Behandlungsrisiken sowie die Klärung von Rahmenbedingungen, wie beispielsweise Dauer und Frequenz von Therapiestunden, voraussichtliche Gesamtdauer der Behandlung, Honorarregelungen, Terminvereinbarung, Ferienregelungen, Setting-Aspekten mit möglichen Behandlungssequenzen außerhalb der Therapieräume, Ausfallhonorarvereinbarung etc. vor Beginn der Behandlung voraus. Hierbei gilt es zunächst zu klären, wer das Sorgerecht für das Kind hat. Bei Minderjährigen bis zu einem Alter von ca. 14 Jahren ist die Einwilligung von beiden sorgeberechtigten Elternteilen notwendig. Die Einwilligungsfähigkeit des Jugendlichen selbst ist an kein Mindestalter gebunden. Es wird jedoch davon ausgegangen, dass eine Einwilligungsfähigkeit unter 14 Jahren nur in Ausnahmen vorliegt (Schelling & Gaibler, 2012). Eine Behandlung gegen den Willen der sorgeberechtigten Eltern kann ausschließlich nach fundierter Begründung und mit vormundschaftlicher Genehmigung erfolgen. Dem Willen des Kindes bzw. Jugendlichen wird mit fortschreitendem Alter zunehmend Gewicht eingeräumt. Dies hat auch Auswirkungen auf die Schweigepflicht von Psychotherapeut:innen. So hat ein einwilligungsfähiger Jugendlicher das Recht, die Aufklärung der Eltern über das Störungsbild sowie

Strukturelle Aspekte von begleitender Elternarbeit

die therapeutische Interventionsplanung zu verweigern. Dies erstreckt sich auch auf Stiefeltern. Psychotherapeut:innen bewegen sich stets in einem Spannungsfeld zwischen Selbstbestimmungsrecht des Therapiekindes und dem Elternrecht. Werden andere Bezugssysteme bzw. andere bedeutsame Bezugspersonen für das Therapiekind in die therapeutische Behandlung einbezogen, kann dies nur nach schriftlicher Einwilligung des Therapiekindes bzw. der sorgeberechtigten Eltern erfolgen. Die Einbeziehung von bedeutsamen Bezugspersonen des Therapiekindes soll ein Verhältnis der Therapieeinheiten von 1:4 nur in begründeten Ausnahmefällen überschreiten und wird dann von der Anzahl der Therapieeinheiten für das Therapiekind abgezogen.

Formelle Gründe. Für die Gewährleistung der therapeutischen Rahmenbedingungen erweist sich die frühzeitige Einbindung von Eltern besonders von jüngeren Therapiekindern als unerlässlich. Oftmals sind es noch immer die Mütter, die sich um Terminkoordination und -einhaltung mit allen damit verbundenen Bring- und Abholleistungen sowie der Beaufsichtigungspflicht vor und nach einer Therapiestunde kümmern. Sie sind es meist auch, die während des Behandlungsverlaufs Beobachtung zum Erleben und Verhalten des Therapiekindes sowie zu belastenden Ereignissen aus dem Alltag des Kindes rückmelden.

In der Diagnostikphase sind die Informationen über die Entwicklung des Kindes, Konflikte und Probleme im familiären wie auch im sozialen Umfeld, bereits in Anspruch genommenen Veränderungsbemühungen in der Anamnese von unmittelbaren Bezugspersonen unerlässlich. Funktionale Zusammenhänge zwischen dem Erleben und Verhalten von Eltern und Therapiekind mit wechselseitigen Stimulus-Konsequenz-Beziehungen werden gemeinsam mit den Eltern erarbeitet. Ein Verständnis für das Störungsbild, die Einigung auf konkrete Therapieziele und die Aufklärung über entsprechende Behandlungsmethoden sowie Interventionen bilden die Basis für eine stabile Therapiebeziehung beim Therapiekind und den Eltern.

Motivationale Gründe. Gelingt es bereits im Erstkontakt mit den Eltern, ihre Kooperationsbereitschaft und Motivation zur Mitarbeit zu stärken, kann eventuell vorhandener Widerstand von Seiten der Eltern reflektiert und schließlich entkräftet werden. Bedeutsame Bezugspersonen erfahren Würdigung und Wertschätzung als wichtige Co-Therapeut:innen bzw. Expert:innen für ihr Kind. Unter entsprechender Anleitung können sie gemeinsame Therapieziele auch in schwierigen Behandlungsphasen besser im Blick behalten, die Veränderungsarbeit ihres Kindes unterstützen und den Transfer in die Alltagsroutine erleichtern.

Wichtig

Die Bedeutung prägender Erfahrungen in den ersten Lebensjahren eines Kindes mit den unmittelbar bedeutsamen Bezugspersonen ist unbestritten. Eltern sind häufig durch die vielfältigen Anforderungen, zunehmende soziale Isolierung der Kleinfamilie durch Forderung nach maximaler beruflicher Mobilität, Wegfall von Rollenmodellen etc. überfordert. Sich stetig verändernde Lebensumstände und gesellschaftlicher Wandel (z. B. steigende Scheidungsraten, zunehmend mehr Alleinerziehende, Wandel zu Stief- bzw. Patchworkfamilien, sinkende Geburtenraten, Wunsch nach Erwerbsbeteiligung von Frauen, massive Schwierigkeiten in der Erziehung, starker Einfluss von Medien) belasten Eltern in ihrem Erziehungsauftrag und erfordern eine konkrete Unterstützung.

Von den Anfängen und Hintergründen der psychodynamischen Elternarbeit

Die Auseinandersetzung mit der Rolle von Eltern in der Kinderpsychotherapie ist so alt wie die psychotherapeutische Behandlung von Kindern und Jugendlichen selbst. Die begleitende Elternarbeit in der psychoanalytischen und tiefenpsychologischen Kindertherapie hat ihre Ursprünge in der frühen Entwicklung der Kinderpsychoanalyse und basiert auf einer langen Tradition sowie einem tiefen Verständnis der Bedeutung der Eltern-Kind-Beziehung für die kindliche Entwicklung.

Althoff (2017) weist darauf hin, dass der Einbezug von Eltern seit den Anfängen der Kindertherapie in den 1920er Jahren bereits thematisiert wurde. Interessanterweise zählen insbesondere Frauen (wie z. B. Hermine Hug-Hellmuth, Anna Freud, Melanie Klein, Dorothy T. Burlingham oder Annemarie Dührssen) zu historischen Vorläufern der heutigen begleitenden Elternarbeit in der psychodynamischen Kinderpsychotherapie. Die Kinderanalyse und Elternarbeit galt allerdings anfangs als »Psychotherapie zweiter Klasse« (Chethik, 1989).

Hug-Hellmuth (1920) sah in unmittelbaren Bezugspersonen eines Therapiekindes wichtige Informant:innen für Therapeut:innen zum familiären und schulischen Kontext des Kindes sowie auch zur frühen Genese der psychischen Störung. Sie beteiligte Eltern an der Kinderpsychotherapie im Wesentlichen durch schriftliche Beantwortung von anamnestischen Fragen. Anna **Freud** bemühte sich, wohlwollend, mit pädagogischer Intention Eltern auch inhaltlich in die Behandlung ihres Kindes einzubeziehen und formulierte verschiedenen Formen von Elternarbeit, wie beispielsweise Therapie der Eltern in Simultananalyse oder unterstützende Beratung und Anleitung im Umgang mit ihrem Kind von Eltern. **Klein** negierte anfangs die Bedeutung des familiären Umfelds für die psychotherapeutische Behandlung des Kindes fast vollständig und vermied den Kontakt zu Eltern, um vollkommen unbeeinflusst als Übertragungsfigur dem Kind gegenüber zu dienen. Eltern sollten sich möglichst aus der Behandlung der Kinder heraushalten und diese nicht stören. Klein vertraute darauf, dass notwendige Veränderungen bei den Eltern durch die Veränderungen des Kindes im Therapieprozess angestoßen werden. **Burlingham** plädierte dafür, Eltern unbedingt in die Kindertherapie einzubeziehen, weil sie durch die Notwendigkeit einer Therapie des Kindes eine Kränkung erfahren, und diese aktiv eine Veränderung der familiären Dynamik anstößt. **Dührssen** äußerte sich ausführlich zum Umgang mit Eltern in der analytischen Kindertherapie. Sie zeigte nicht nur störungsspezifische Elterndynamiken auf, sondern beschrieb auch detailliert therapeutische Interventionen in der Elternarbeit.

Winnicott als männlicher Vertreter der Pioniere von Elternarbeit beschäftigte sich als Kinderarzt und Psychoanalytiker mit der Bedeutung der frühen Mutter-Kind-Beziehung für die Entwicklung des kindlichen Selbstwertgefühls und der emotionalen Kapazität. Er legte auf einen freundlichen, respektvollen und interessierten Umgang mit Eltern großen Wert und nutzte die Informationen der Eltern über die Familiendynamik in der Therapie mit dem Kind. **Harris** entwickelte die »Eltern-Ich-Analyse« als Methode der Elternarbeit. **Redl und Wineman** begründeten die »Milieutherapie« für Kinder und Jugendliche mit sozial auffälligem Verhalten und betonten die Bedeutung der Einbeziehung der Eltern in der Heimerziehung. **Axline** entwickelte die Spieltherapie als Methode der Kindertherapie und beschrieb die Bedeutung der elterlichen Unterstützung für den Therapieprozess. **Bruch** beschäftigte sich als Kinderpsychiaterin und Psychoanalytikerin mit der Behandlung von Essstörungen bei Kindern und Jugendlichen und betonte die Bedeutung der Elternarbeit in der Therapie von Essstörungen.

Von den Anfängen und Hintergründen der psychodynamischen Elternarbeit

In den Folgejahren entwickelte sich eine zielgerichtete Integration von Eltern (vgl. Grieser, 2018; Novick & Novick, 2017; Althoff, 2017). Begleitende Elternarbeit ist schon lange kein Nebenschauplatz der Kindertherapie mehr. Sie gilt nicht als »unangenehme Pflicht«, hat keinen Beigeschmack von Therapie zweiter Klasse mehr und erweist sich oftmals als Dreh- und Angelpunkt für die umfassende, solide, nachhaltige therapeutische Arbeit mit Kindern. Der lebenspraktischen und juristischen Abhängigkeit der Kinder bzw. Jugendlichen von den Eltern wird in einer detaillierten Therapievereinbarung zwischen Sorgeberechtigten und Therapeut:innen entsprochen, was auch der Aufrechterhaltung des organisatorischen Rahmens dient. Das Einbeziehen der Eltern in die Veränderungsdynamik des Therapiekindes kann elterlicher Angst vor Veränderung und Schuldgefühlen entgegenwirken. Eine verbindliche, regelmäßige Präsenz der Eltern gibt ihnen Sicherheit, nicht von Therapeut:innen »ersetzt« zu werden in der Beziehung zum Kind und hilft zugleich, die Kränkung zu überwinden, dass sie in der Erziehung gescheitert sind und Hilfe benötigen. Neue Dynamik im familiären System sowie individuelle Veränderungsanforderungen können von Therapeut:innen unterstützt und begleitet werden. Der Einbezug der Eltern in die Kinderpsychotherapie liefert wichtige Informationen zu Lebensbedingungen und kann durch Gegenübertragungserleben Einblicke in die psychische Dynamik der Eltern geben. Insgesamt haben Psychoanalytiker:innen und Tiefenpsycholog:innen maßgeblich dazu beigetragen, die begleitende Elternarbeit als wichtigen Bestandteil der Kindertherapie zu etablieren und weiterzuentwickeln. Ziele der begleitenden Elternarbeit sind dabei stets die Verbesserung der Eltern-Kind-Beziehung, die Förderung der emotionalen Entwicklung des Kindes und die Linderung kindlicher Symptome.

Beispiel • Elternarbeit in der Katathym Imaginativen Psychotherapie (KIP)

In der KIP wird in therapiebegleitenden Elterngesprächen zunächst die Bedeutung der Behandlungsmethode ausführlich erklärt. Vergleichbar mit Tagträumen oder Fantasiereisen können sich in dialogisch begleiteten, therapeutischen Imaginationen unbewusste Konflikte, Bedürfnisse, Motive, Ressourcen, Übertragungsaspekte in symbolischer Form zeigen sowie Beziehungen des Kindes symbolisch ausgedrückt werden, die therapeutisch beeinflussbar sind. In der Elternarbeit können mit Einverständnis des Kindes anhand seiner gemalten Bilder Entwicklungsfortschritte vermittelt werden. Durch die gemeinsame Betrachtung der Bilder können sich Botschaften aus dem Inneren des Kindes assoziativ erschießen. Imaginationen und Bilder tragen in den Elterngesprächen aber nicht nur dazu bei, das Verständnis der Eltern für die innere Situation ihres Kindes zu vertiefen. Auch die realen und idealisierten Bindungsrepräsentationen der Bezugspersonen werden imaginativ verdeutlicht. In den elterlich imaginierten und gemalten Symbolen zum Kind (z. B. ein Tier), zu sich selbst und zu einer idealen Eltern-Kind-Interaktion treten in der gemeinsamen Besprechung und Bewertung der Bilder oft Verzerrungen, dominante Themen, narrative Kohärenz oder Phaseninadäquatheit zutage. Bindungsrepräsentanzen eines Elternteils können in gemeinsamen Imaginationen mit denen des Kindes in Kontakt gebracht werden. Dadurch werden auf symbolischer Ebene Blockaden und Chancen für eine gelingende Beziehungsgestaltung erfahrbar. In Familienimaginationen können sich Struktur und Funktion, Koalitionen und Ressourcen des Familiensystems für Eltern und Kinder erschließen und dadurch bearbeitet werden (Wienand & Bauer-Neustädter, 2022).

Entwicklung von Elternarbeit in der Verhaltenstherapie

Die begleitende Elternarbeit in der Verhaltenstherapie hat ihre Wurzeln in den Anfängen der Verhaltenstherapie selbst. In den 1960er und 1970er Jahren begannen Verhaltenstherapeut:innen zu erkennen, dass es wichtig ist, nicht nur das Verhalten des Kindes direkt zu modifizieren, sondern auch die Umgebung und die Eltern-Kind-Interaktionen zu berücksichtigen. Die Bedeutung der familiären Umwelt für die Entwicklung und Aufrechterhaltung von kindlichen Verhaltensstörungen wurde thematisiert.

Erster Einbezug der Elternarbeit in der Verhaltenstherapie

Schmelzer (2007) verortet die erste »Blütezeit« verhaltenstherapeutischer Elternarbeit in den 1970er Jahren im Zusammenhang mit der Verbreitung lerntheoretisch fundierter Programme zur Verhaltensmodifikation, die auf eine alltagsnahe, konkrete gegenwartsorientierte Hilfe und Unterstützung für Eltern fokussiert waren. Therapeut:innen wirkten als »Mediator:innen« in der Annahme, dass die direkte Anleitung und Unterstützung der Eltern sich indirekt auf das Kind auswirkt. Dies bedeutete einen grundlegenden Perspektivwechsel von der bis dahin primär auf den »Problemträger« gerichteten Behandlung zur Integration der Bezugspersonen unter dem Aspekt der Kompetenzvermittlung und des Co-Therapeuten-Modells. Anfangs waren die Programme noch stark auf Prinzipien der operanten Lerntheorien ausgerichtet, z. B.

- das Münchner Trainingsmodell (MTM),
- die Präventive Elternarbeit (PE),
- das Elternverhaltenstraining (EVT),
- die Selbsthilfeprogramme für Eltern,
- das Gordon-Elterntraining oder
- familienbezogene Sozialarbeit, etwa das Video-Home-Training.

Methodisch kamen in den Programmen unter anderem videogestützte Rollenspiele, Arbeitsblätter (Beobachten, Protokollieren, Analysieren, Planen alternativer Bewältigungsmöglichkeiten), Gespräche, praktische Übungen, schriftliche Handouts oder Begleittexte zur Anwendung.

Weitere Entwicklung

In den letzten Jahrzehnten haben sich viele andere Therapeut:innen und Forscher:innen intensiv mit der begleitenden Elternarbeit in der Verhaltenstherapie beschäftigt und verschiedene Ansätze und Techniken entwickelt. Das eher linear-dyadische Modell wurde um integrative Kombinationsmodelle erweitert, die eine Beeinträchtigung der Erziehungskompetenz von Eltern auch durch persönliche und soziale Faktoren postulierten.

Entwicklung von Elternarbeit in der Verhaltenstherapie

Verhaltenstherapeutische Elternarbeit heute

Aktuell finden in der verhaltenstherapeutischen Elternarbeit zunehmend behavioral-systemische Perspektiven Beachtung und prägen das Vorgehen. Die Einbeziehung der Eltern ist mittlerweile ein integraler Bestandteil vieler verhaltenstherapeutischer Interventionen für Kinder mit Schlafstörungen, Aggressivität, Enuresis, Enkopresis, Ängsten, Depressionen, Zwängen, ADHS, oppositionellem Trotzverhalten, emotionaler Regulationsstörung, Essstörungen, Schulabsentismus und Medien- bzw. Suchtmittelgebrauch. Die Bedeutung der Elternarbeit wird häufig damit begründet, dass Eltern die wichtigsten Bezugspersonen für ihre Kinder sind und daher einen großen Einfluss auf deren Entwicklung haben. Eltern können die gelernten Techniken aus der Verhaltenstherapie im Alltag direkt anwenden und so die Fortschritte ihres Kindes unterstützen. Zudem kann die Elternarbeit dazu beitragen, die familiäre Situation zu verbessern und die Beziehungen zwischen den Familienmitgliedern zu stärken.

Aktuelle Entwicklungen und Trends in der verhaltenstherapeutischen Elternarbeit

- verstärkter Einsatz von videogestütztem Feedback (Eltern können Videos von Interaktionen mit ihren Kindern erhalten und so ihre eigenen Verhaltensweisen besser reflektieren bzw. verändern)
- Entwicklung von internetbasierten Elterntrainings (Eltern können an Elterntrainings teilnehmen, ohne selbst vor Ort sein zu müssen)
- Einbeziehung von kulturspezifischen Faktoren (Elternarbeit wird zunehmend auf die Bedürfnisse und Herausforderungen von Familien mit unterschiedlichen kulturellen Hintergründen zugeschnitten)

INFO 5 • V

Elternarbeit aus systemischer Perspektive

Die begleitende Elternarbeit in der systemischen Familientherapie hat ihre Wurzeln in der Familientherapie der 1950er Jahre. Pioniere wie Virginia Satir und Gregory Bateson erkannten, dass Probleme bei Kindern oft im Kontext der familiären Beziehungen zu finden sind. Sie begannen, Familien als Systeme zu betrachten, in denen die Verhaltensweisen und Probleme eines Einzelnen durch die Interaktionen und Beziehungen aller Familienmitglieder beeinflusst werden. Hans-Eberhard Richter postulierte 1960, dass auffälliges Verhalten von Kindern als symptomatischer Ausdruck unbewusster Konflikte zu verstehen sei, an denen die gesamte Familie leide (Rotthaus, 2023). Auffälliges oder gestörtes Verhalten von Kindern wird aus systemischer Perspektive heute ganz wesentlich geprägt durch das Beziehungsgeschehen in seinem wichtigsten Bezugssystem. Therapeut:innen entscheiden von Fall zu Fall, welche Personen zum bedeutsamen System für das Therapiekind gehören. Das Mehrpersonensetting ist besonders zu Beginn der Behandlung sehr wichtig. Dies bedeutet jedoch nicht, dass immer mit allen Familienmitgliedern gearbeitet wird. Im weiteren Verlauf der Behandlung ist bereits die Zusammenstellung der einbezogenen Personen in unterschiedlichen Settings eine bedeutsame Intervention, denn jedes Familienmitglied kann auf Basis der individuellen Beziehungsmuster einen Beitrag zur Auflösung des Problemverhaltens leisten. Alle Familienmitglieder sind wichtig für die Lösung des Problems. Rotthaus (2023) weist darauf hin, dass es manchmal erforderlich sei, das beteiligte System zu erweitern, wenn ein Therapieprozess ins Stocken gerate.

Grundlagen der begleitenden Mehrpersonenarbeit

- **Systemisches Denken:** Elternarbeit fokussiert auf die Wechselwirkungen zwischen den Familienmitgliedern und betrachtet Probleme als Ausdruck von systemischen Dynamiken.
- **Ressourcenorientierung:** Stärken und Fähigkeiten der Eltern und des Familiensystems werden in den Mittelpunkt gestellt.
- **Zirkuläre Perspektive:** Probleme werden nicht als lineare Ursache-Wirkungs-Ketten, sondern als kreisförmige Prozesse verstanden, bei denen alle Beteiligten Einfluss aufeinander nehmen.
- **Partizipation:** Eltern werden aktiv in den therapeutischen Prozess einbezogen und sind wichtige Partner bei der Lösungssuche.
- **Kybernetik:** Die Familie wird als kybernetisches System gesehen, das sich potenziell selbst regulieren kann. Kybernetische Konzepte werden in der Elternarbeit nutzbar gemacht, um in Familien Interaktionsmuster zu verändern und neue Lösungen zu generieren.
- **Konstruktivismus:** Eltern erfahren Unterstützung, ihre Wirklichkeit aktiv zu gestalten, ihre Probleme aus neuen Perspektiven zu betrachten und alternative Wirklichkeiten zu konstruieren.
- **Lösungskompetenz**: Eltern werden als Expert:innen für ihr Familiensystem betrachtet und darin unterstützt, eigene Lösungen zu entwickeln.

Zukunfts-, zirkuläre, Best-Case- und Worst-Case-, hypothetische und kontexterweiternde Fragen erweitern die Perspektive der Familienmitglieder. Erkundende und verändernde Interventionsanteile werden miteinander verbunden.

Fazit

Elternarbeit ist ein fester Bestandteil der systemischen Familientherapie und wird in vielfältigen Kontexten angeboten, z. B. in Erziehungsberatungsstellen, Kinder- und Jugendpsychotherapiepraxen und psychosomatischen Kliniken (vgl. Rotthaus, 2023).

INFO 6 • Ⓥ

Eltern-Coaching in der Schematherapie

Graaf betonte bereits 2013, dass ein Eltern-Coaching in der Kinderpsychotherapie unverzichtbar sei. Er beschreibt mit Loose (2024) viele Unterstützungsmöglichkeiten für Eltern im Schema-Coaching. Neben Aspekten der Psychoedukation und Diagnostik elterlicher Muster des Erlebens sowie aktueller Zustände in interpersonellen Konfliktsituationen geben die Autoren einen umfassenden Einblick in Interventionsmöglichkeiten zur Schema- und Modusarbeit mit Eltern. Schematherapeutische Elternarbeit in Kombination mit guter therapeutischer Beziehung zu den Eltern erhöht die Wirksamkeit der psychotherapeutischen Behandlung der Kinder und Jugendlichen.

Anhaltspunkte für eine besondere Indikation für schema- und modusgeleitete Bezugspersonenarbeit ergeben sich immer dann, wenn »übliche« Erziehungsberatung, Elterntrainingsprogramme oder Familienhilfemaßnahmen wenig Erfolg brachten, wenn Ambivalenzen bedeutsamer Bezugspersonen gegenüber dem Kind bzw. Jugendlichen in Konfliktsituationen hinderlich waren, wenn gegensätzliche Haltungen der Bezugspersonen im Konflikt mit dem Kind beobachtbar werden, wenn Eltern zu unangemessenen Erziehungsstilen tendieren, wenn es Hinweise auf besondere Kränkbarkeit der Eltern gibt und wenn emotionale Widerstände gegenüber therapeutischen Vorschlägen die therapeutische Arbeit erschweren.

Wichtig

Schematherapeutisches Eltern-Coaching ist eine systemisch akzentuierte, therapiebegleitende Elternarbeit, die sich an Erziehungsberatung orientiert. In einer primär lösungsorientierten Grundhaltung soll ein Ausstieg aus der »Problemtrance« angeregt werden, in der sich zahlreiche Hilfe suchende Familien mit erlebens- und verhaltensgestörten Kindern bzw. Jugendlichen befinden.

Die Konzentration auf Ressourcen stärkt das Vertrauen in die elterliche Lösungskompetenz. Problemverhalten wird hierbei sowohl beim Therapiekind als auch bei den Eltern als misslungener, aber per se mit guter Absicht erfolgter Bewältigungsversuch in Konfliktsituationen verstanden. Die Aktivierung von Mustern des Erlebens (Schemata) und aktuellen Zuständen (Modi) in interpersonellen Belastungssituationen werden als Teil eines »Beziehungstanzes« der beteiligten Personen verstanden. Grundbedürfnisfrustrationen aus der eigenen Biografie, Entwicklung und Aktivierung von Mustern des Erlebens sowie aktuelle Zustände auch von den bedeutsamen Bezugspersonen, dysfunktionale elterliche, oft auch transgenerationelle Reaktionsmuster, welche die aktuelle Erziehungsarbeit massiv erschweren, werden aufgedeckt und bearbeitet. Eine biografische Einordnung ungünstiger elterlicher Schemaaktivierungen im Zusammenhang mit Erziehungsaufgaben und konflikthaften Interaktionen mit dem eigenen Kind findet statt. Ein schema- und modusgeleitetes Grundverständnis wird psychoedukativ vermittelt. Therapeut:innen leiten Eltern darin an, ihre eigene innere Dynamik in der Interaktion mit ihrem Kind zu erkennen und verstehen zu lernen. Diese nehmen eigene emotionale »Knöpfe« dadurch bewusst wahr. Gemeinsam mit den Eltern werden plausible Erklärungsmodelle für interaktionellen Konfliktsituationen im Umgang mit dem Kind bzw. Jugendlichen erarbeitet. Modusskizzen visualisieren das Konfliktgeschehen. Schemakollusionen können dadurch erkannt werden. Zur Verdeutlichung von Zusammenhängen zwischen Erleben und Verhalten des Kindes und Erleben und Verhalten der Bezugsperson erarbeiten Schematherapeut:innen mit den betroffenen Eltern Modus-Zirkel.

Ziele der begleitenden Elternarbeit in den unterschiedlichen Therapieverfahren

In Abhängigkeit vom theoretischen Hintergrund und der therapeutischen Ausrichtung innerhalb der Kinder- und Jugendlichenpsychotherapie werden unterschiedliche Schwerpunkte bei der begleitenden Elternarbeit gesetzt.

Ziele der Elternarbeit in der psychoanalytischen Kindertherapie

Nach Grieser (2018) ist es zunächst sehr wichtig, die Zustimmung der Eltern zur Psychotherapie des Kindes zu gewinnen. Eltern sollen ihre »Freude am Kind« wiederentdecken und ihre Elternfunktion finden können. Dann gelingt es ihnen auch besser, ihr Kind bei der Symptomreduktion zu unterstützen. Therapeut:innen bemühen sich, die Beziehung zwischen den wichtigen Bezugspersonen und dem Therapiekind zu stärken. Blockaden der elterlichen Ich-Funktionen können durch Aufdeckung unbewusster Ursachen gelöst werden. Auch in schwierigen Therapiephasen gilt es, eine kontinuierliche Unterstützung der Eltern aufrechtzuerhalten. Therapeut:innen versuchen, Behandlungsabbrüchen, auch von Seiten der Eltern, entgegenzuwirken. Die familiäre Beziehungsdynamik soll erkannt und verbessert werden.

Ein Kind braucht seine Eltern – aber Eltern werden auch von ihrem Kind geprägt. Im sicheren therapeutischen Rahmen werden Kinder durch den realen Kontakt mit den Eltern angeregt, ihre inneren Bindungsrepräsentanzen mit denen der Eltern abzugleichen. Eltern erfahren eine Stärkung ihrer triadischen Kompetenz. Dysfunktionale Eltern-Kind-Beziehungskonstellationen (familiäre Teufelskreise) sollen erkannt und in ihrer Bedeutung für die Entwicklung des Kindes verändert werden.

Ziele der Elternarbeit in der Verhaltenstherapie

Borg-Laufs (2007) formuliert als allgemeine Ziele begleitender Elternarbeit im verhaltenstherapeutischen Setting:

- Stärkung eines liebevoll-konsequenten Erziehungsstils
- Unterstützung eines stabilen, selbstwertfördernden Beziehungsangebotes der Eltern
- Förderung elterlicher Kompetenzen und der Eltern-Kind-Beziehungen
- Unterstützung positiver, innerfamiliärer Kommunikation
- Förderung des Ausdrucks von Gefühlen und Bedürfnissen
- Erarbeitung eines adaptiven, lösungsorientierten Umgangs mit Konflikten

Es wird ein Perspektivwechsel auf die familiäre »Wirklichkeit« angeregt und ein multimodales Störungsmodell mit den Eltern erarbeitet. Biografische Erfahrungen der Bezugspersonen in ihrer Wirkung auf die Beziehungsgestaltung mit dem Therapiekind werden erfahrbar gemacht. Aber auch die selbstfürsorgliche Regulation bedeutsamer Bezugspersonen soll unterstützt werden. Döpfner und Schürmann (2020) sehen darüber hinaus weitere Ziele von eltern- und familienzentrierten Interventionen: Kompetenzvermittlung, ein Co-Therapeutenmodell, eine umfassende Diagnostik familiärer Bedingungen und die gemeinsame funktionale Analyse des Problemverhaltens des Kindes. Dabei sollen aufrechterhaltende Bedingungen der Problematik des Therapiekindes gemeinsam mit den bedeutsamen Bezugspersonen im familiären Kontext aufgedeckt und verändert werden. Auf der Mikroebene alltäglicher Eltern-Kind-Interaktionen erfolgt die Anleitung zu positiver Verstärkung erwünschten Verhaltens und zu Verstärkerentzug bei negativem Verhalten nach Prinzipien operanter Lerntheorien. Eskalierende, aversive Teufelskreise gilt es dabei zu durchbrechen. Psychische Störungen, körperliche Erkrankungen, Belastungen der Eltern, Partnerschaftsprobleme der Eltern, ungünstige elterliche oder

Ziele der begleitenden Elternarbeit in den unterschiedlichen Therapieverfahren

familiäre Koalitionen, subjektive Störungskonzepte werden auf der Makroebene aufgedeckt und modifiziert. Eltern erfahren Anleitung bei der Anwendung lerntheoretisch fundierter Interventionen zur Problemveränderung. Damit lernen sie, die Behandlung der psychischen Störung ihres Kindes zu unterstützen. Dies erleichtert wiederum die Generalisierung und den Transfer von Verhaltensänderungen in den familiären Alltag.

Ziele in der systemisch-lösungsorientierten Familientherapie
Nach Retzlaff (2008) gilt es im systemisch-lösungsorientierten Familientherapieansatz bei der Arbeit mit bedeutsamen Bezugspersonen, Wahrnehmungs- und Handlungsmöglichkeiten sowohl einzelner Bezugspersonen als auch des Gesamtfamiliensystems zu erweitern. Bisherige Muster und Annahmen innerhalb des familiären Systems werden infrage gestellt, um zu alternativen Sichtweisen anzuregen. Dies ermöglicht neue Interpretationsvarianten und Interaktionsregeln. Schädliche und eingefahrene Beziehungsmuster sollen erkannt und aufgelöst werden. Jedes einzelne Familienmitglied erfährt Stärkung. Weitere wichtige Ziele bestehen darin, nicht durch eine Diagnosestellung zu »etikettieren« und Lösungen nicht vorzugeben. Therapeut:innen unterstützen im neugierigen und respektvollen Dialog mit den Familienmitgliedern die Auflösung von Blockaden in der Entwicklungsdynamik der Familie. Dabei können sich neue Perspektiven auf das Störungsgeschehen und befriedigende Muster des familiären Zusammenlebens entwickeln. Dies stärkt wiederum die Resilienz der Eltern und leitet zur offenen Kommunikation an, was einen guten affektiven Austausch innerhalb der Familie fördert. Ein flexibles Aushandeln von Rollen, Macht und Aufgabenverteilungen wird möglich. Eltern werden ermutigt, soziale Unterstützungen zu nutzen. Es findet im Behandlungsverlauf eine Würdigung der Potenziale sowohl des Therapiekindes als auch seiner Angehörigen statt. Die Aktivierung von Ressourcen wird angeregt.

Ziele der begleitenden, schematherapeutischen Bezugspersonenarbeit
In Anlehnung an Graaf und Loose (2024) gilt es im schematherapeutischen Elterncoaching, störungsspezifisches Problemverhalten und Symptome des Kindes zu verstehen. Darüber hinaus ist es für Bezugspersonen wichtig, die Bedürfnisse des Kindes und die eigenen Bedürfnisse in Konfliktsituationen zu erkennen und adäquat erfüllen zu lernen. Aktivierungen von Mustern des Erlebens und Verhaltens (Schemata) sowohl beim Kind als auch bei sich selbst sollen wahrgenommen und erkannt werden. Therapeut:innen visualisieren in Modus-Skizzen die innere elterliche sowie kindliche Modusdynamik in interpersonellen Konfliktsituationen und machen diese erfahrbar. Teufelskreise und Moduszirkel sollen erkannt, gestoppt und aufgelöst werden. Es findet der kontinuierliche Aufbau und die Stärkung von kompetenten, regulativen Anteilen des Elternteils statt. Die Reflexion von unbewussten, generationsübergreifenden Mustern des Erlebens und Verhaltens in der Herkunftsfamilie wird gefördert und unterstützt. Es gilt, generationsüberreifende »Verkrustungen« aufzulösen und Zusammenhänge mit aktuellen Konfliktsituationen aufzudecken. Eltern lernen unter Anleitung der Therapeut:innen, Verantwortung für den Verlauf der eigenen Modusdynamik in den Konfliktsituationen zu übernehmen sowie achtsam, unterstützend und fürsorglich mit ihrem Kind auch in Konfliktsituationen umzugehen. Eltern werden angeleitet, ihr Kind auch vor grenzüberschreitendem Verhalten von außen zu schützen (z. B. bei Mobbing oder Viktimisierung). Daneben gilt es aber auch, sich selbst vor übergriffigem Verhalten des Kindes adäquat in der eigenen Regulation schützen zu lernen, ohne in dysfunktionale Bewältigungsmuster zu fallen.

Störungsübergreifende Ansatzpunkte in der Elternarbeit

Im Vorfeld einer Kinder- und Jugendlichenpsychotherapie gilt es, verschiedene Perspektiven zu berücksichtigen. Neben dem Fokus auf das Kindeswohl in der psychotherapeutischen Behandlung ist es für den nachhaltigen Effekt des Therapieprozesses unerlässlich, das Wohl der gesamten Familie, der bedeutsamen Bezugspersonen sowie der Eltern-Kind-Interaktionen im Blick zu behalten. Ohne diese Blickwinkel ist eine nachhaltige Verbesserung des Kindeswohls kaum möglich. In der folgenden Abbildung sind die wesentlichen Aspekte der jeweiligen Blickwinkel zusammenfassend aufgeführt.

Therapiekind *»Kindeswohl«*	**Eltern / Bezugspersonen** *»Elternwohl«*	**Familie** *»Familienwohl«*	**Eltern-Kind-Interaktionen** *»Beziehungswohl«*
► Kind besser verstehen lernen ► Muster des störungsspezifischen Erlebens und Verhaltens erkennen ► Umgang mit der Störung beim Therapiekind verbessern ► Anleitung und Unterstützung für das Kind erarbeiten	► störungsspezifische und innere Dynamik des Kindes verstehen ► sich selbst mit der eigenen inneren Dynamik besser verstehen lernen ► eigene biografische Erfahrungen bewusst machen ► eigene Muster des Erlebens und Verhaltens in Konfliktsituationen erkennen und verstehen ► Erziehungshaltung reflektieren ► transgenerative Aufträge erkennen ► sich selbst besser regulieren lernen ► elterliche Kompetenzen stärken ► Selbstwirksamkeit erfahren	► Paarebene reflektieren ► Geschwisterkinder berücksichtigen ► Beziehungsnetz der Herkunftsfamilie reflektieren ► Großelternebene beachten ► Kontextbedingungen beachten ► Umgang mit Stress und Belastungen verbessern	► Interaktionen in Konfliktsituationen besser verstehen lernen ► Teufelskreise erkennen und durchbrechen ► interaktionelle Bewältigung in Konfliktsituationen verbessern ► positive Interaktionen stärken ► entwicklungsfördernden Erfahrungsraum ausbauen

Abbildung Perspektiven bei der begleitenden Elternarbeit

Störungsübergreifende Ansatzpunkte in der Elternarbeit

Darüber hinaus weisen Döpfner und Schürmann (2020) auf weitere wichtige störungsübergreifende Ansatzpunkte für begleitende Elternarbeit in der Verhaltenstherapie hin:

- Bei vorliegenden **Partnerschaftsproblemen** der Bezugspersonen erweist es sich als hilfreich, die Zusammenhänge zwischen diesen und der psychischen Störung des Kindes bzw. Jugendlichen mit den Eltern herauszuarbeiten und mögliche negative Folgen für das Kind zu verdeutlichen. Das Erarbeiten und Einüben von ersten Lösungsmöglichkeiten auf Elternebene sowie erste Impulse mit paartherapeutischen Interventionen können zur Motivationssteigerung für eine Paartherapie beitragen.
- **Psychische Störungen der Eltern** sollten direkt angesprochen werden. Die Therapeut:innen der Kinder bzw. Jugendlichen können die Bezugspersonen ermutigen, eine Diagnose durch Kolleg:innen erstellen zu lassen und sich ggf. in einer Eigentherapie behandeln zu lassen. Im Kontext der begleitenden Elternarbeit könnten zu Beginn erste konkrete Lösungsmöglichkeiten erarbeitet werden, ohne eine eigene Psychotherapie der Bezugsperson ersetzen zu wollen.
- **Belastungen von Bezugspersonen** gilt es, offen anzusprechen, Lösungsmöglichkeiten zu erarbeiten und einen adäquaten Umgang mit unveränderbaren Belastungen zu unterstützen.
- Bei einem **Mangel an positiven Eltern-Kind-Interaktionen** kann sich eine Stärkung positiver Sichtweise auf das Kind bzw. den Jugendlichen sowie eine Förderung positiver gemeinsamer Erfahrungen (Positiv-Tagebücher, gemeinsame Spielzeiten etc.) als sehr hilfreich für den Psychotherapieprozess der Patient:innen erweisen.
- Bei **überbehütendem elterlichen Erziehungsverhalten** ist es wichtig, dieses sowie grundlegende Ängste und Sorgen der Bezugspersonen zunächst zu erkennen, es reduzieren zu lernen (kognitive Interventionen und Expositionsverfahren), um dem eigenen Kind schließlich eine größere Autonomie zu gewähren.
- Wenn Therapeut:innen **inkonsistentes, unsicheres oder unerfahrenes elterliches Erziehungsverhalten** feststellen, erarbeiten sie gemeinsam mit den Eltern feste Familienregeln und leiten die Bezugspersonen in der Umsetzung dieser familiären Vereinbarungen durch positive Verstärkung bei Einhaltung sowie konsequente Anwendung angemessener Konsequenzen bei Verstößen an.
- **Aggressives, unangemessenes Erziehungsverhalten** wird in der begleitenden Elternarbeit gespiegelt und direkt angesprochen. Zudem werden die Auswirkungen auf die Symptomatik des Kindes bzw. Jugendlichen ebenso wie die damit verbundenen langfristigen Risiken mit den Bezugspersonen erörtert. Es findet eine Motivierung zur Veränderung des Erziehungsverhaltens statt. Das Recht auf gewaltfreie Erziehung für das Kind bzw. den Jugendlichen wird thematisiert. Therapeut:innen modellieren das elterliche Erziehungsverhalten, indem sie positive Reaktionen auf erwünschtes Verhalten und angemessene Konsequenzen auf unerwünschtes Verhaltens des Kindes / Jugendlichen mit den bedeutsamen Bezugspersonen erarbeiten und einüben. Eltern lernen, negative, aggressive Eltern-Kind-Interaktionen zu durchbrechen.

Nach Schmelzer (2007) sollte störungsübergreifende Elternarbeit die zwei wichtigen Bausteine *Metakompetenzen* der Eltern (z. B. Kommunikationsfertigkeiten) und *besondere inhaltliche Schwerpunkte* (z. B. Zeitmanagement) berücksichtigen. In der folgenden Abbildung ist das problem- und zielorientierte Baustein-Konzept für Elternarbeit zusammenfassend dargestellt. Es bietet Orientierung und Strukturierung für gelingende störungsübergreifende Elternarbeit.

Störungsübergreifende Ansatzpunkte in der Elternarbeit

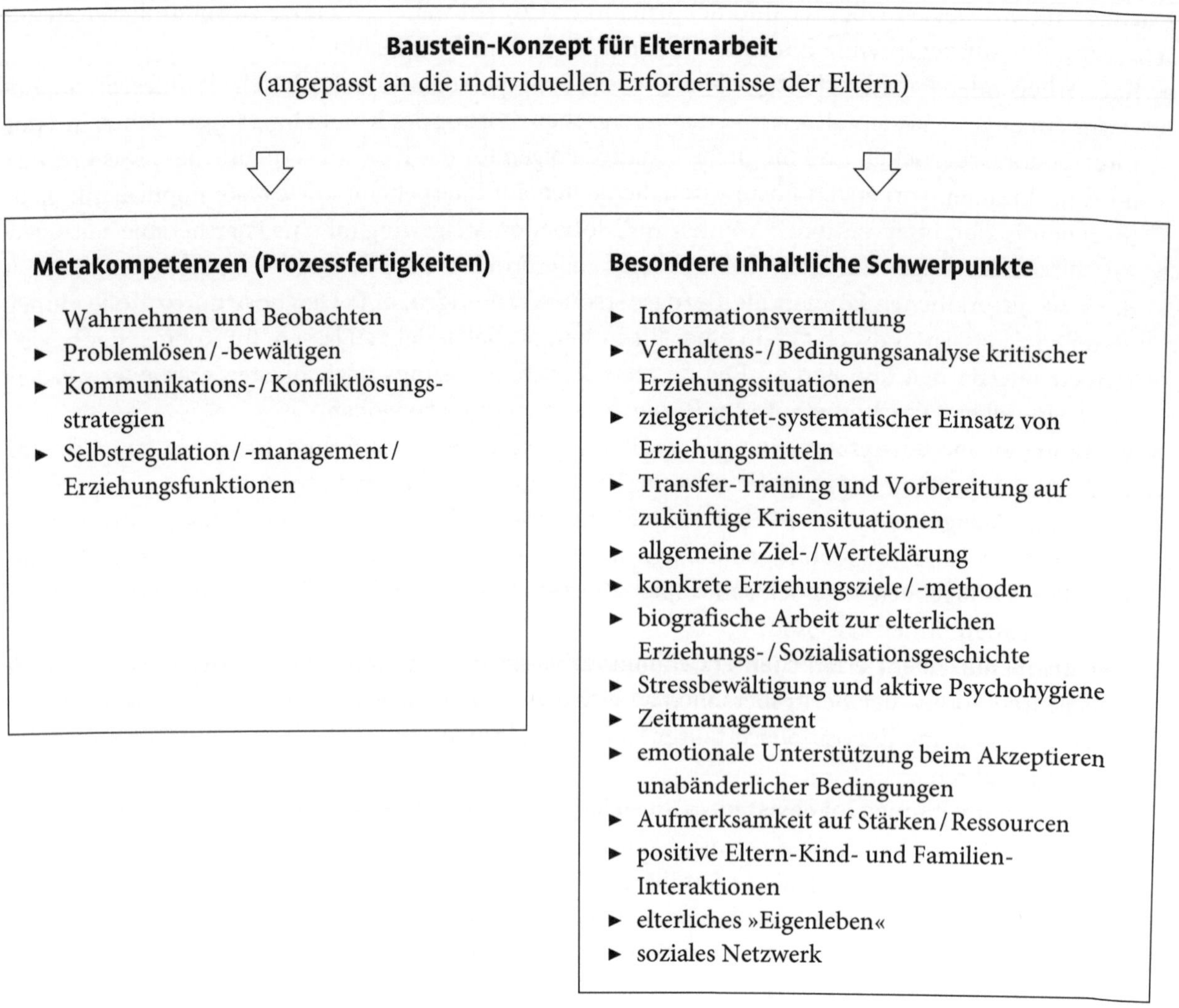

Abbildung Problem- und zielorientiertes Baustein-Konzept für Bezugspersonenarbeit in der Verhaltenstherapie (nach Schmelzer, 2007)

Entwicklungsaufgaben von Eltern

Familiäre Entwicklungsaufgaben entstehen beim Übergang zur Elternschaft bzw. im Zusammenleben mit Kindern. Jede einzelne Lebensphase stellt dabei neue Herausforderungen, Belastungen und Probleme an die Familienmitglieder.

Wichtig

Ein Wechsel im Familienzyklus hat oftmals psychische und / oder physische Auswirkungen auf die gesamte Familie. Kritische Lebensereignisse wie Trennungen, Erkrankungen oder Verluste von Bezugspersonen können durch die damit verbundenen Veränderungen das Familiensystem aus der Balance bringen. Etablierte Erlebens- und Verhaltensmuster, Familienstrukturen, Rollenzuschreiben müssen häufig überdacht und verändert werden.

Familien befinden sich im Wandel. Für Patchworkfamilien, Alleinerziehende, Regenbogenfamilien, Familien mit verhaltensauffälligen Kindern oder Kindern mit einem psychischen Störungsbild können einzelne Lebensabschnitte besondere Akzentuierungen aufweisen. Je nachdem, wie Eltern vorangegangene Entwicklungsaufgaben bewältigen konnten, wirkt sich dies förderlich oder blockierend auf die Auseinandersetzung mit der aktuellen Familienphase aus. Lebenskrisen werden dabei in Abhängigkeit von der individuellen Bewältigung mit dem jeweilig vorhandenen Bewältigungs- und Anlagepotenzial einer Person und ihres Lebensumfeldes sowohl als Chance / Herausforderung als auch als Behinderung / Blockade für Weiterentwicklung gesehen. Viele Probleme und Krisen werden als große Herausforderungen oder als Wendepunkte wahrgenommen, die häufig mit Reorganisation von Lebensorientierungen und Erweiterung von Bewältigungsstrategien einhergehen. Solche Veränderungen können Weiterentwicklung anstoßen, aber auch Störungen verursachen.

Beispiel

Hat ein Paar für einen unerfüllten Kinderwunsch zahlreiche Fertilitätsbehandlungen mit hohen materiellen und psychischen Kosten auf sich nehmen müssen, kann die Auseinandersetzung mit einer psychischen Erkrankung des Kindes von den betroffenen Eltern als besondere Belastung oder sogar als extreme Enttäuschung wahrgenommen werden.

In der folgenden Tabelle werden für verschiedene Phasen im Familienzyklus entsprechende Entwicklungsaufgaben für Eltern benannt. In der Diagnostikphase könnten Informationen zur Bewältigung verschiedener Entwicklungsaufgaben der Eltern wichtige Hinweise auf mögliche Blockaden, Frustrationen oder Stresspotenzial in der aktuellen Auseinandersetzung mit dem Störungsbild des Kindes geben.

Entwicklungsaufgaben von Eltern

Tabelle Entwicklungsaufgaben für Eltern in verschiedenen Familienzyklus-Phasen

Familienzyklus-Phase	Entwicklungsaufgaben für Eltern
Phase der Partnersuche	▶ Auseinandersetzung mit der eigenen Geschlechtsidentität ▶ Familienplanung / Kinderwunsch ▶ bei unerfülltem Kinderwunsch: Haltung zu Fertilitätsbehandlungen entwickeln ▶ bei ungeplanter Schwangerschaft: Entscheidungsfindung hinsichtlich der weiteren Lebensplanung
Phase der Schwangerschaft	▶ meist erste Verunsicherung ▶ erneute Reflexion des Kinderwunsches ▶ Haltung zur Elternschaft finden / Auseinandersetzung mit der neuen Rolle ▶ Umgang mit körperlichen Veränderungen ▶ Geburtsvorbereitung ▶ Veränderung der Sexualität
Phase mit Säugling	▶ körperliche, hormonelle, psychische Veränderungen meistern ▶ neue Alltagsroutine finden ▶ sich den Bedürfnissen des Kindes anpassen ▶ Fertigkeiten der Babypflege lernen / Umgang mit Schreibabys, Ernährungsbedingungen, Schlaf-Wachrhythmus ▶ deutliche Einschränkungen persönlicher Freiheiten bewältigen ▶ physische und psychische Erschöpfung bewältigen ▶ Bildung eines Mehrgenerationensystems ▶ Umgang mit neuem Geschwistersystem nach Geburt eines weiteren Kindes ▶ Haltung zur Berufstätigkeit entwickeln ▶ Möglichkeiten öffentlicher Kinderbetreuung oder Hilfen von Angehörigen finden bei Wiederaufnahmewunsch besonders der mütterlichen Berufstätigkeit ▶ Schuldgefühle bewältigen, wenn bei Wiederaufnahme der Erwerbstätigkeit das Kind jemand anderem anvertraut werden muss ▶ Umgang mit finanziellen Beeinträchtigungen ▶ Veränderung der Partnerschaft mit möglicher Entfremdung oder Partnerkonflikten durch Aufmerksamkeitszuwendung zum Kind (Liebe mit dem Kind teilen)
Phase der Kindergartenzeit	▶ Förderung / Unterstützung zunehmender Eigenständigkeit des Kindes ▶ Gewährung von zunehmender Autonomie ▶ Unterstützung / Anleitung bei Entwicklungsschritten des Kindes (Sprach-, motorische, emotionale Entwicklung) ▶ Öffnung des Familiensystems für weitere Bezugssysteme (Peers, Erzieher:innen, musische, sportliche Frühförderungsmöglichkeiten)

Entwicklungsaufgaben von Eltern

Familienzyklus-Phase	Entwicklungsaufgaben für Eltern
	▶ Integration weiterer Bezugssysteme und neuer Autoritätspersonen / Vorbilder in den Familienalltag (Erzieher:innen, Tagesmütter, Trainer:innen, Familien von Gleichaltrigen, etc.) ▶ Konfrontation mit ersten Verhaltensauffälligkeiten des Kindes ▶ Integration beruflicher Perspektiven (Wiederaufnahme der Erwerbstätigkeit, Karriereplanung) ▶ oftmals auch bei Vätern parallele berufliche Konsolidierungsphase
Phase mit Schulkind(ern)	▶ Konfrontation mit Leistungsanforderungen der Gesellschaft ▶ Bewertung des Kindes, aber auch der Familie durch weitere Bezugssysteme ▶ Anpassung an gesellschaftlich vorgegebene Regeln ▶ Entscheidungsfindung hinsichtlich von weiterführenden Bildungsmaßnahmen (Gefahr der Über- bzw. Unterforderung des Kindes) ▶ Konkurrenz- / Leistungsdruck ▶ hohe Anforderung an strukturelle und organisatorische Vorgaben ▶ Konfrontation mit schulischen Problemen ▶ Umgang mit Mobbingerfahrungen des Kindes ▶ Unterstützung beim sozialen Lernen des Kindes ▶ Auseinandersetzung mit weiteren bedeutsamen Bezugspersonen des Kindes (Lehrer:innen, Trainer:innen, Gleichaltrigen des Kindes, Familienmitglieder von Freund:innen des Kindes etc.) ▶ zunehmende Loslösung des Kindes von den Eltern ▶ Balancierung von Eigenständigkeit, Selbstbewusstsein, Bedürfnissen des Kindes mit eigenen Erwartungen, Zielen, Plänen ▶ Hinterfragen eigener beruflicher sowie privater Lebenspläne ▶ Auseinandersetzung mit der Partnerschaftsgestaltung ▶ Konfrontation mit Verhaltensauffälligkeiten des Kindes
Phase der Pubertät	▶ Umgang mit eigenen körperlichen und psychischen Veränderungen (Menopause, Lebenskrise, Alterungsprozesse) ▶ Neuorientierung in beruflicher und / oder partnerschaftlicher Hinsicht ▶ Empty-Nest-Situation ▶ Wandel von Erziehungsauftrag in eine eher beratende Haltung
Phase der Großelternschaft	▶ Rollenerweiterung ▶ Herauslösung aus dem unmittelbaren Erziehungsauftrag in eine eher begleitende Großelternrolle ▶ Anpassung an die Bedürfnisse des Enkelkindes ▶ Sinnfindung im beruflichen Ruhestand ▶ Entwicklung neuer Freizeitbeschäftigung ▶ Auseinandersetzung mit der eigenen Endlichkeit ▶ Vorsorge für die Gestaltung des Lebensabends treffen

Schutz- und Risikofaktoren

Der Einfluss von Schutz- und Risikofaktoren auf die therapeutische Elternarbeit

In der Mannheimer Risikokinderstudie von Esser und Schmidt (2017) wurden in einer prospektiven Längsschnittstudie Risiko- und Schutzfaktoren für eine systematisch ausgewählte Kohorte von der Geburt bis zum Erwachsenenalter erfasst und eine Liste der familiären und sozialen Risiko- und Schutzfaktoren erstellt. Es besteht ein bedeutender Zusammenhang zwischen der Entwicklung psychischer Störungen beim Kind und Jugendlichen und den psychosozialen Risikofaktoren. Es ist hilfreich, diese Faktoren bei der Elternarbeit in der diagnostischen Phase zu berücksichtigen, denn sie beeinflussen die Prognose der therapeutischen Arbeit entscheidend.

Risikofaktoren

Biologische Risikofaktoren. Zu den biologischen Risikofaktoren für die Entwicklung des Kindes zählen genetische Belastungen, pränatale, perinatale oder postnatale Schädigungsmuster mit Beeinträchtigung der Hirnsubstanz, akute psychische und somatische Erkrankung eines Elternteils oder beider Eltern, Alkohol und Substanzmittelmissbrauch der Eltern, Erkrankungen in der Schwangerschaft, Geburtstraumata beim Kind, Frühgeburt, postpartale Hirnerkrankungen (Infektionen, Blutungen) sowie Erkrankungen, Behinderungen oder Entstellungen des Kindes.

Psychosoziale Risikofaktoren. Als psychosoziale und soziokulturelle Risikofaktoren gelten:

- problematische innere Vorstellung vom Kind und negative Haltung gegenüber der Elternschaft
- Belastung durch negative Erfahrungen in der eigenen Lebensgeschichte (z. B. Gewalt)
- niedriger Bildungsstand der Eltern
- Minderjährigkeit bei Geburt des Kindes
- dysfunktionale Erziehungshaltung / Erziehungsstile
- negative familiäre Interaktionsmuster bis hin zu familiärer Gewalt
- Familien- / Partnerkonflikte, Streit
- desorganisierte Familie
- Scheidung / Trennung der Eltern
- alleinige Erziehungsverantwortung
- wechselnde Partnerbeziehungen (Eltern)
- fehlende soziale oder familiäre Unterstützungssysteme
- Delinquenz der Eltern
- Tod eines Elternteils
- belastende Lebensereignisse der Familie
- psychische Störung eines oder beider Elternteile
- finanzielle Krisen der Eltern
- beengte Wohnverhältnisse
- wechselndes Wohnumfeld durch Umzüge
- soziale Isolation im Wohnumfeld

Schutz- und Risikofaktoren

Neun Haupttypen psychosozialer Situationen

In der ICD-10 werden auf der fünften Achse die Aspekte der psychosozialen Situation des Kindes beschrieben, die in Bezug zum Entwicklungsstand des Kindes, zu seinem Erfahrungsschatz und zu den soziokulturellen Umständen stehen. Diese können ebenfalls *signifikante psychiatrische Risikofaktoren* darstellen. Die Klassifikation umfasst neun Haupttypen psychosozialer Situationen, welche in weitere Unterpunkte unterteilt sind.

Beim biopsychosozialen Modell ist eine differenzierte Erhebung der Ressourcen des Kindes und der Familie bei der diagnostischen Erhebung sehr sinnvoll. Schutzfaktoren stehen im Wechselspiel mit den Risikofaktoren bzw. Vulnerabilitätsfaktoren. Als protektive Faktoren für den Entwicklungsverlauf sind sie sowohl in der psychotherapeutischen Arbeit mit dem Kind bzw. Jugendlichen als auch in der Elternarbeit bedeutsam.

- **Individuelle Schutzfaktoren des Kindes** sind Intelligenzniveau, kontaktfreudiges Temperament, psychophysische Robustheit, geringe Krankheitsanfälligkeit, gute Beziehung zu einer Bezugsperson sowie physische Attraktivität.
- Zu den **familiären Schutzfaktoren** zählen Anteilnahme der Eltern am Leben des Kindes, elterliche Wärme, Kohäsion und Anpassungsfähigkeit der Familie, konsistentes Erziehungsverhalten und positive Eltern-Kind-Interaktionen.
- Als **externe Schutzfaktoren** gelten Zugehörigkeit zu sozialen Gruppen, Einbindung in soziale Netzwerke, Entlastungsmöglichkeiten der Eltern (z. B. durch Großfamilie), ausgeprägte Interessen der Eltern, z. B. Kultur oder Sport und stabile Wertsysteme der Eltern.

Tipp

Es empfiehlt sich, alle Achsen im Klassifikationsschema bei der Diagnosestellung zu erfassen, um Risikofaktoren und aufrechterhaltende Faktoren der Störung darzustellen.

In der therapeutischen Elternarbeit müssen sowohl die Risikofaktoren für die Prognose mitberücksichtigt werden und – falls möglich – eine positive Veränderung dieser Faktoren angestrebt sowie die Schutzfaktoren bewusst gemacht und in der therapeutischen Arbeit eingesetzt werden.

Verschiedene Formen der Elternarbeit

Die hohe Komplexität der Behandlungsangebote für Kinder und Jugendliche mit psychischen Erkrankungen, die häufig multiprofessionell und multimodal ausgerichtet sind, spiegelt sich auch in den verschiedenen Formen der begleitenden Elternarbeit wider.

In unterschiedlichen Behandlungssettings (ambulant, stationär, teilstationär) werden Eltern in die Behandlung einbezogen. Besorgte Eltern wenden sich an verschiedene Kostenträger und Anlaufstellen (z. B. Kinderärzte, Psychiater:innen, Erziehungsberatungsstellen, Psychotherapeut:innen) oder nehmen an Elterntrainingsprogrammen teil.

Behandlungsphasen. Der Einbezug der Eltern erfolgt in verschiedenen Behandlungsphasen:

- zu Beginn der Diagnoseerstellung und Behandlungsplanung
- begleitend während des Behandlungsverlaufs
- am Ende der Behandlung
- katamnestisch zur Stabilisierung der Therapieerfolge

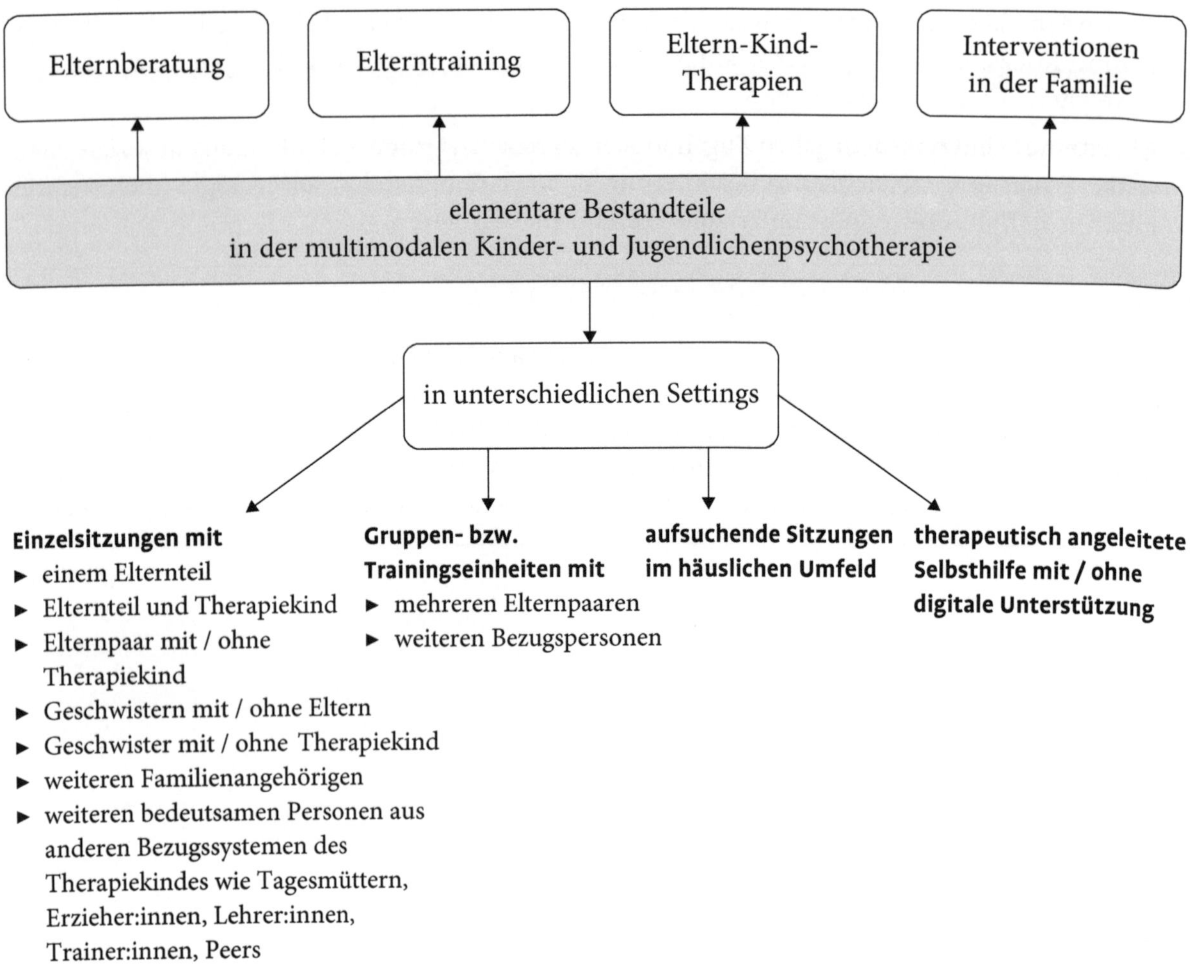

Abbildung Elementare Bestandteile von begleitender Elternarbeit

Verschiedene Formen der Elternarbeit

Die Abbildung verdeutlicht (in Anlehnung an Döpfner & Schürmann, 2020) elementare Bestandteile der begleitenden Elternarbeit in der multimodalen Kinder- und Jugendlichenpsychotherapie.

Konstellationen. Unterschiedliche Konstellationen der Kontakte mit Eltern stehen zur Verfügung, z. B. gemeinsame Gespräche mit beiden Elternteilen, jeweils mit einem Elternteil, mit oder ohne Geschwisterkinder, jeweils mit oder ohne Therapiekind. Bei geschiedenen oder getrennten Eltern kann es hilfreich sein, auch Stiefeltern oder Angehörige der Stieffamilien einzubeziehen, weil diese häufig zum Lebensmittelpunkt des Therapiekindes gehören oder weil diese prägende Erfahrungen in den neuen Familienkonstellationen machen. Mit zunehmendem Alter des Therapiekindes gewinnen auch Personen aus anderen Bezugssystemen an Bedeutung für den Behandlungserfolg (z. B. Tagesmütter, Großeltern, Nachbarn, Verwandte, Erzieher:innen, Lehrer:innen, Trainer:innen, Peers). Auch diese bedeutsamen Bezugspersonen können mit Einwilligung der Eltern bzw. des Therapiekindes in die begleitende Bezugspersonenarbeit eingebunden werden.

Mögliche Formen von Elternarbeit

In der folgenden Tabelle werden in Anlehnung an Schmelzer (2007) verschiedene Formen von Elternarbeit in der Kinder- und Jugendlichenpsychotherapie im Überblick aufgelistet.

Tabelle Verschiedene Formen von Elternarbeit in der Kinder- und Jugendlichenpsychotherapie

Formen der Elternarbeit	Ausrichtung der Elternarbeit
Eltern-arbeit	▶ umfassender Oberbegriff ▶ ressourcen- und lösungsorientiert ▶ umfasst die Einbindung von bedeutsamen Bezugspersonen (i. d. R. von Eltern) für das Therapiekind in verschiedenen Konstellationen ▶ beinhaltet pädagogisch-didaktische und therapeutische Elemente ▶ dient der Klärung und Bewältigung von Problemen ▶ trägt zur allgemeinen und störungsspezifischen Kompetenzerweiterung und Stärkung der elterlichen Handlungsfähigkeit bei ▶ beinhaltet auch die Auseinandersetzung mit der Akzeptanz unabänderlicher Bedingungen (z. B. Behinderung des Kindes)
Eltern-beratung	▶ Aspekt der Informations- und Wissensvermittlung / Psychoedukation (z. B. grundlegende entwicklungspsychologische Erkenntnisse, Basisprinzipien von Erziehung, Psychoedukation zum Störungsbild, störungsspezifische Interventionsmöglichkeiten, Abklärung von Setting und Therapieablauf)

Verschiedene Formen der Elternarbeit

Formen der Elternarbeit	Ausrichtung der Elternarbeit
Eltern-coaching	▶ an Erziehungsberatung orientiert (Wissen vermittelnd, klärend, erfahrbar machend, übend) ▶ ressourcen- und lösungsorientiert, weg von der Problemtrance ▶ auf Stärkung der Regulationskompetenz von Eltern ausgerichtet ▶ organisatorischen Rahmen (besonders bei jüngeren Therapiekindern) gewährleisten ▶ Unterstützung bei der Befunderhebung / Diagnostik ▶ Reflexion des Erziehungsstiles mit gesellschaftlichen Vorgaben, Zeitgeist und Modellen in der eigenen Herkunftsfamilie ▶ Psychoedukation und störungsspezifischen Wissensvermittlung ▶ gemeinsames Fallkonzept erarbeiten ▶ Verständnis für das Erleben und Verhalten des Therapiekindes in Konfliktsituationen erarbeiten ▶ Umgang mit der inneren Dynamik des Therapiekindes anleiten ▶ eigenes Erleben und Verhalten in interpersonellen Konfliktsituationen mit dem Therapiekind erkennen und verändern ▶ interaktionelle Problemverzahnungen auflösen ▶ Aufbau und Stärkung der elterlichen Anleitung und Fürsorge des Kindes in Konfliktsituationen ▶ aktiv-übende Unterstützung und Anleitung in der Behandlungsdurchführung bei »Jobs der Woche« des Therapiekindes ▶ Unterstützung des Transfers in die Alltagsroutine ▶ Rückfallprophylaxe stärken
Eltern-training (allgemein und störungs-spezifisch)	▶ aktive Elemente des Übens ▶ systematisch relevante Erziehungskompetenzen erarbeiten und einüben ▶ Kommunikations- und Konfliktlösestrategien verbessern ▶ Umgang mit konkreten erzieherischen Alltagsproblemen erleichtern ▶ verhaltensnah beobachten, funktionale aufrechterhaltende Bedingungen erkennen, alternative Bewältigungsmöglichkeiten erarbeiten und im Alltag erproben

Verschiedene Formen der Elternarbeit

Formen der Elternarbeit	Ausrichtung der Elternarbeit
Eltern-/ Familien-bildung	▶ primär präventiver Anspruch ▶ auf zukünftige Probleme, Entwicklungskrisen und Wendepunkte der Familienentwicklung vorbereiten (z. B. beim Übergang zur Elternschaft, Schuleintritt des Kindes, Pubertät)
Eltern-ratgeber	▶ hilfreiche Ergänzungen zur begleitenden Elternarbeit ▶ an das spezielle Anliegen angepasst ▶ mit der Therapieausrichtung kompatibel ▶ umsetzbar
Eltern-selbsthilfe	▶ von Pädagog:innen / Therapeut:innen angeleitet oder von Eltern selbst initiiert und geführt (z. B. Krabbel , Mutter Kind , Eltern Kind Spiel-Gruppen vor Kindergarteneintritt, Gruppen für Eltern mit spezifisch belasteten Kindern wie ADHS)
Eltern-koopera-tion	▶ Eltern als Co-Therapeut:innen wertschätzend und verständnisvoll in den Behandlungsverlauf des Therapiekindes einbinden ▶ den Transfer der Therapieinterventionen in den Lebensalltag der Familie unterstützen
Eltern-förderung	▶ elterliche Emotionsregulation und Handlungsfähigkeit stärken ▶ Vernetzung mit verschiedenen Bezugssystemen und mit deren Hilfsangeboten ▶ Indikation für eigene sowie familiäre Beeinträchtigungen abklären und Lösungsmöglichkeiten erarbeiten
Eltern-pädagogik	▶ Auseinandersetzung mit verschiedenen Erziehungsstilen und deren Auswirkung ▶ Reflexion des eigenen Rollenverständnisses als Mutter bzw. Vater ▶ eigene Erziehungshaltung hinterfragen und ggf. modifizieren ▶ transgenerative Aufträge erkennen ▶ entwicklungspsychologisches Wissen vertiefen ▶ Entwicklungsaufgaben der Elternschaft erkennen ▶ Entwicklungsaufgaben des Therapiekindes vergegenwärtigen

Erziehungsstile und Erziehungshaltungen

Ein bedeutsamer Schwerpunkt in der begleitenden Elternarbeit liegt häufig auf der Auseinandersetzung mit Erziehungshaltungen und Erziehungsstilen der Bezugspersonen des Therapiekindes. Dabei steht besonders bei verhaltensauffälligen Kindern die Frage im Raum, ob das Erziehungsverhalten entwicklungsfördernd oder entwicklungshemmend ist. Manche Eltern hinterfragen sich selbstzweifelnd. Andere wiederum bemerken nicht, dass ihr Erziehungsstil für eine positive Entwicklung des Kindes kontraproduktiv ist. Wenn sich die Erziehungsstile beider Eltern unterscheiden oder Eltern zu einem inkonsistenten Erziehungsverhalten neigen, verschärft sich die Problematik noch.

Wichtig

Erziehung ist stets ein Versuch, mit bestimmten Methoden Einfluss auf Erleben und Verhaltensweisen des Kindes zu nehmen. Dabei sollen im besten Fall mithilfe einer sicheren Bindung Fähigkeiten und Eigenschaften unterstützt und gefördert werden.

Erziehungskonzepte. Erziehungskonzepte (z. B. christlich, antiautoritär) basieren auf *Werten* (Orientierungsmaßstäbe für sozial wünschenswertes Verhalten) und *Normen* (Verhaltensvorschriften zur Erfüllung von Werten) und verfolgen mit bestimmten *Methoden* (planvolle, an Erziehungsnormen orientierte Anwendung von Erziehungsmitteln, z. B. Anweisungen, Verbote, Bestrafung, Belohnung) übergeordnete Erziehungsziele (wie Selbstständigkeit, Verinnerlichung religiöser Werte, Erfolgsorientierung).

Erziehungsstile. Erziehungsstile – also der Art und Weise des Erziehens – beruhen auf erzieherischen Grundhaltungen und Verhaltensmustern der Eltern. Das Erziehungsgeschehen wird dabei von mehrdimensionalen Wechselwirkungsfaktoren bestimmt. Auch das Kind bzw. der Jugendliche gestaltet das Erziehungsgeschehen mit Temperament, genetischer Disposition, Persönlichkeitsmerkmalen, Selbstentfaltungswillen, Erziehbarkeit und Bereitschaft zur aktiv gestaltenden, initiativen und konstruktiven Interaktion mit den Eltern. Belsky (1984) weist auf Seiten der Eltern in einem Prozessmodell elterlichen Erziehungsverhaltens auf Wirkfaktoren hin, wie beispielsweise die eigene Entwicklungsgeschichte der Eltern, ihre sozioökonomische und berufliche Situation, elterliche Persönlichkeitsmerkmale, die Partnerschaftsqualität, geschlechtsspezifisches Erleben und Verhalten des Elternteils mit einer vielleicht unterschiedlichen Beziehungsgestaltung zum Sohn bzw. zur Tochter sowie der Eingebundenheit in ein soziales Netzwerk. Die folgende Tabelle gibt einen Überblick über verschiedene Erziehungsstile und Erziehungshaltungen.

Erziehungsstile und Erziehungshaltungen

Tabelle Erziehungsstile und Erziehungshaltungen

Erziehungsstil	Beschreibung elterlichen Verhaltens
autokratisch	▶ verlangt absoluten Gehorsam und stellt strenge Regeln auf ▶ ist nicht an Eigeninitiative des Kindes bzw. des Jugendlichen interessiert ▶ schüchtert durch Sanktionsandrohung ein ▶ duldet keine Widerworte und bestraft Regelbrüche
autoritär	▶ verlangt absoluten Gehorsam und übt hohe Kontrolle aus ▶ zeigt geringe Responsivität und diskutiert nicht mit dem Kind ▶ belohnt bei Einhaltung von Regeln und bestraft (psychisch, physisch) unerwünschtes Verhalten ▶ hat klare Erwartungen (z. B. bezogen auf Disziplin, Sauberkeit, Ordnung) und übt Autonomiebeschränkung aus ▶ räumt sehr eng abgesteckten Handlungsspielraum ein und erstellt Zeitpläne ▶ duldet nur sinnvolle Freizeitbeschäftigungen und kontrolliert Umgang mit Freunden
antiautoritär	▶ räumt völlige Entscheidungsfreiheit ein und bietet absolut freie und kreative Entfaltungsmöglichkeit ▶ gibt keine Vorgabe von Regeln und Grenzen und macht lediglich Vorschläge ▶ bestraft und sanktioniert nicht ▶ zeigt Vertrauen in die Selbstentfaltung des Kindes
autoritativ demokratisch sozial-integrativ partizipativ	▶ lebt Erwartungen modellhaft vor und bietet Modell für Wertvorstellungen ▶ räumt viel Handlungs- und Entfaltungsspielraum ein, zeigt jedoch klare Grenzen auf ▶ unterstützt und lobt viel ▶ kommuniziert klar über Regeln ▶ bezieht altersangemessenen in Entscheidungsprozesse ein, trifft aber letztlich die Entscheidungen ▶ lässt Hinterfragen der Regeln zu und ermöglicht Diskussion von elterlichen Entscheidungen ▶ gibt dem Kind Orientierung und unterstützt liebevoll und warmherzig ▶ schreibt altersangemessene Eigenverantwortung zu ▶ wertschätzt autonomen, eigenen Willen des Kindes und berücksichtigt kindliche Interessen ▶ erwartet Gehorsam, aber erklärt viel ▶ geht flexibel mit Regeln um und setzt Argumente ein ▶ setzt klare Konsequenzen und kleine Sanktionen bei unerwünschtem Verhalten ▶ baut Selbstwert und Selbstregulation auf

Erziehungsstile und Erziehungshaltungen

Erziehungsstil	Beschreibung elterlichen Verhaltens
egalitär	▶ legt Regeln gemeinsam fest und diskutiert Erwartungen aus ▶ macht Vorschläge, über die gemeinsam beschlossen wird ▶ zeigt viel Geduld und nimmt sich viel Zeit
laissez faire	▶ hat keinerlei Erwartungen und geringe Anforderungen ▶ gibt kaum Regeln vor und kontrolliert nicht ▶ achtet kaum auf Einhaltung von Regeln und zeigt keine Konsequenzen bei unerwünschtem Verhalten ▶ lässt das Kind gewähren und hält sich passiv im Hintergrund bis hin zu Vernachlässigung
permissiv	▶ verwöhnt, lässt Gewähren, zeigt maximale Akzeptanz ▶ schränkt Handlungsspielräume nicht ein ▶ gewährt maximale Autonomie und zeigt absolute Toleranz ▶ übt keinerlei Bestrafung aus ▶ hat kein Regelwerk und stellt Forderungen ▶ erwartet kindliche Eigeninitiative, Hilfe oder Unterstützung vom Kind

Tschöpe-Scheffler (2005) weist darauf hin, dass von einem reziproken Prozess sowohl im Hinblick auf die Entwicklung einer positiven als auch belastenden Eltern-Kind-Beziehungen auszugehen ist. Eltern, die die Beziehungsgestaltung zu ihrem Kind als schwierig erleben, neigen eher zu negativen Interaktionsmustern.

In der Gießener Risikokinderstudie (Pauli-Pott et al., 2000) zeigten sich drei charakteristische Interaktionsmuster der Eltern-Kind-Beziehungsgestaltung:

- fürsorglich-unbekümmert
- ablehnend-kontrollierend
- überengagiert-unsicher

Die letzten beiden Arten der Beziehungsgestaltung wurden durch nicht erfüllte Erwartungen an das Kind verstärkt und erwiesen sich über die Zeit hinweg als wenig entwicklungsfördernd für das Kind. Nehmen Eltern ihr Kind als »problematisch« wahr, so kann es durch elterliche Unzufriedenheit, Verunsicherung oder Hilflosigkeit zu zurückweisenden oder aus Schuld- und Versagensgefühlen zu übermäßigen behütenden Eltern-Kind-Interaktionen kommen. Dies kann beim Kind Verhaltensauffälligkeiten verstärken, weil es sich als nicht akzeptiert, abgelehnt, bedürftig wahrnimmt. Es resigniert und reagiert provozierend aus dem Eindruck heraus, den elterlichen Erwartungen nicht zu entsprechen. Auf Seiten der Eltern kann dies wiederum erneut überengagiert-unsicheres oder ablehnend-kontrollierendes Verhalten verstärken. Diese wechselseitige Verstärkung der Interaktionsmuster mündet dann in einer entwicklungshemmenden Abwärtsspirale für Eltern und Kind.

Positive Elternschaft

Die Qualität der Bindungserfahrung prägt die Hirnarchitektur. Nachweislich gehen Vernachlässigungserfahrungen während der Kindheit mit einer niedrigen Oxytocinkonzentration im Liquor einher, was eine erhöhte Anfälligkeit für depressive Symptome und antisoziales Verhalten bewirkt (Sanwald et al., 2023). Dieser epigenetische Mechanismus ist eine Brücke zwischen Umwelt und Genetik. Oxytocin ist wichtig für das soziale Lernen und bewirkt im Körper Schutzbarrieren gegen Stress. Eine stabile Eltern-Kind-Beziehung und positive Elternschaft stellen Resilienzfaktoren bezüglich möglicher zukünftiger belastender Lebensereignisse des Kindes dar. Im Folgenden werden fünf elterliche, förderliche Erziehungsgrundhaltungen skizziert.

(1) **Positive Parenting** (gelassene, ruhige, respektvolle, achtsame, verständnisvolle elterliche Grundhaltung): In dieser Grundhaltung legen Eltern großen Wert darauf, ihre eigene Emotionsregulation in Konfliktsituationen zu aktivieren. Sie machen Atemübung bei negativer, elterlicher Emotionsanflutung und versuchen einen Perspektivenwechsel einzunehmen, um sich besser ins Kind hineinzuversetzen. Sie hören das Kind an und ergründen mögliche Beweggründe für das Störverhalten des Kindes. Das elterliche Empfinden ist größtenteils freundlich geprägt. Sie praktizieren eine klare Kommunikation und erklären dem Kind viel. Dabei stellen Eltern Augenkontakt zum Kind her und hören respektvoll zu. Sie beruhigen das Kind mit kleinen Berührungen und sind an einem gemeinsamen lösungsorientierten Auflösen von Konflikten interessiert. Sie versuchen, Vertrauen in die Lernwilligkeit und -fähigkeit des Kindes beizubehalten und sich Fehlerakzeptanz und -toleranz zu bewahren.

(2) **Gentle Parenting** (sanfter, respektvoller Umgang mit sich selbst und dem Kind): Diese Erziehungsgrundhaltung zeichnet sich durch einen empathischen, respektvollen, verständnisvollen und gewaltfreien Umgang mit dem Kind aus, der weitgehend ohne Schimpfen, Schreien, Strafen, Schuldzuweisungen, Demütigungen und Induzieren von schlechtem Gewissen oder Schuld auskommt. Eltern begleiten ihr Kind in dieser Haltung lösungsorientiert und neigen zu liebesvollem Begrenzen mit altersangemessenen Erwartungen. Wichtige elterliche Handlungstendenzen beim Gentle Parenting sind, ruhig zu bleiben, Vorbild zu sein, Präsenz zu zeigen, Gefühle zuzulassen, achtsam zu beobachten statt vorschnell zu bewerten, vorbereitet zu sein, selbstreflektiert zu bleiben, Übergänge im Tagesablauf zu planen und rechtzeitig (evtl. mit akustischem Zeitgeber) anzukündigen, frühzeitig klare Grenzen zu setzen, Erwartungen transparent zu machen, klare Ansagen zu machen und zu erklären, Fehler zuzulassen, altersangemessene Entscheidungen des Kindes zu unterstützen, Time-In statt Time-Out anzubieten, gemeinsame Rituale zu entwickeln und Erfahrungen des Tages am Abend liebevoll gemeinsam Revue passieren zu lassen. Diese positive Elternschaft vereint Elemente von Montessori- und Attachement-Pädagogik.

(3) **Bedürfnis- und bindungsorientierte Elternschaft** (Attachment Parenting): Bei dieser Erziehungsgrundhaltung stehen die Bedürfnisse aller Familienmitglieder im Fokus. Sie stellt kein starres Konstrukt dar, sondern bleibt stets im bedürfnis- und bindungsorientierten Wandel. Eltern bieten zugewandte und liebevolle Begleitung an. Sie fördern jedoch trotzdem durch Grenzen die Entwicklung einer gesunden Frustrationstoleranz des Kindes. Dabei versuchen sie, weitgehend auf Strafen zu verzichten. Eltern sind bemüht, immer wieder die Perspektive des Kindes einzunehmen und damit ein förderliches Modell für einfühlsamen Perspektivenwechsel zu sein. Sie kommunizieren viel und regen dazu an, stets eigene Bedürfnisse im Blick zu behalten und auch zu vertreten.

(4) **Lazy Parenting** (bewusstes Zurücknehmen, um dem Kind mehr eigenen Handlungsspielraum zu gewähren und Verantwortungsübernahme zu fördern): In dieser Erziehungshaltung sind Eltern bemüht, nicht sofort einzugreifen, eher stille elterliche Beobachter zu bleiben, das Kind Lösungen

für Konflikte selbst finden zu lassen und erst bei körperlichen Übergriffen oder Gefahrensituationen einzugreifen. Sie beobachten und sind präsent. Sie lassen Kinder die Spielregeln untereinander selbst aushandeln und bieten kein elterliches Entertainment, sondern lassen Kinder machen – ohne Zeitdruck oder vorgegebene Aktivitätenstruktur. Damit fördern sie Kreativität, Selbstständigkeit, Eigenverantwortung, Verantwortungsbewusstsein, Resilienz und Umgang mit Langeweile. Eltern richten in dieser positiven Erziehungshaltung »Yes-Space« in der Wohnung für das Kind ein im Sinne einer positiven Umgebung in kindgerechtem, kindersicherem Wohnungsbereich mit altersgerechten Spielsachen. Sie setzen auf natürliche Konsequenzen (z. B. jetzt nichts essen wollen – später Hunger verspüren; keine Gummistiefel anziehen wollen – nasse Füße haben; abends nicht ins Bett wollen – morgens müde sein; keine Hausaufgaben machen wollen – Ärger in der Schule bekommen). Damit versuchen sie, altersgemäße Entscheidungsfreiheit einzuräumen und Selbstständigkeit zu trainieren. Einen Machtkampf mit dem Kind gilt es zu vermeiden bzw. gut abzuwägen. Sie neigen zu einem elterlichen Abwarten und genauem Beobachten, was das Kind in einer kritischen Situation benötigt. Kinder werden altersgerecht und spielerisch in Haushaltspflichten eingebunden. In der Lazy-Parenting-Haltung reduzieren Eltern eher ihre eigenen Erwartungen, erleichtern sich die Alltagsroutine und rücken von einem »perfekten« Ablauf des Alltags ab. Damit versuchen sie, einer elterlichen Erschöpfung entgegenzuwirken.

(5) **Conscious Parenting** (bewussterer, entschleunigter, achtsamer, respektvoller mit sich selbst und dem Kind umgehen; schaffen einer liebevollen Umgebung; sanfte, positive Disziplin): In dieser Grundhaltung wird das Kind als eigenständige Person mit vielen Facetten wahrgenommen. Eltern bieten achtsames Zuhören statt vorschnellem Reden und Lösungen an. Sie versuchen zunächst, eigene Gedanken, Gefühle, Handlungen in Konfliktsituationen mit dem Kind einzuordnen und biografische Anker dafür ausfindig zu machen. Es geht also zunächst einmal primär darum, eigene Auslöser / Trigger zu erkennen bzw. eigene Verhaltensmuster und deren Ursachen einzuordnen. Sie entschleunigen routinierte Handlungsabläufe (»Care-Momente«), lassen sich Zeit und zeigen Flexibilität. Der Blick ist auf »das große Ganze« gerichtet. Rückschläge werden als Entwicklungschancen bewertet. Diese Eltern integrieren einen gemeinsamen Tagesrückblick am Abend in ein Zu-Bett-Geh-Ritual. Sie schreiben sich positive Erinnerungen auf, um sie besser ins Langzeitgedächtnis abspeichern zu können. Die kann besonders in stressigen Zeiten hilfreich sein, eine gelassene Perspektive (wieder) zu finden. Eltern mit dieser Erziehungsgrundhaltung vergegenwärtigen sich immer wieder eine Außenperspektive auf ihr elterliches Verhaltensmuster.

Wichtig

In einer positiven Elternschaft zeigen Eltern eine eindeutige Akzeptanz zu ihrem Kind, zur Verantwortungsübernahme, zur elterlichen Zuständigkeit sowie zur Übernahme der Elternrolle. Sie verbinden ihren Lebensentwurf mit dem des Kindes und arrangieren sich mit Veränderungen in ihrem eigenen Leben durch die Elternschaft. Es fällt ihnen leichter, auch belastende Lebensveränderungen in der Elternschaft als individuelle Entwicklungschance wahrzunehmen. Dadurch kann sich ein sicheres Bindungsangebot an das Kind entwickeln.

Diese sichere Eltern-Kind-Bindung in einer gemeinsam gelebten, positiven Elternschaft ist eine grundlegende Basis, die es Eltern ermöglicht, mit konkreten Erziehungspraktiken die drei wichtigen Pole »Anregung« (positive Rückmeldungen zum erreichten sozialen und leistungsbezogenem Entwicklungsstandard), »Anerkennung« (emotionale Zuwendung und Akzeptanz) und »Anleitung« (klare Vereinbarungen, Umgangsformen und Regelsetzung) des »magischen Zieldreiecks der Erziehung« nach Hurrelmann (2002) zu realisieren, um entwicklungsfördernde Effekte sowohl für das Kind als aber auch für Eltern selbst gewährleisten zu können.

Welche Art der Erziehung fördert oder hemmt die Entwicklung?

Entwicklungsfördernde Erziehung. Tschöpe-Scheffler (2005, 2023) beschreibt in ihrem Modell der fünf Säulen der Erziehung weitere wichtige Aspekte entwicklungsfördernder Erziehung (emotionale Wärme / Liebe, Achtung / Respekt, Kooperation, Verbindlichkeit / Struktur, Förderung) auf der Basis einer bejahenden elterlichen Haltung und betont deren Bedeutung für eine positive Elternschaft.

Entwicklungshemmende Erziehung. Auf der Basis einer ambivalenten, rigiden oder feindseligen Einstellung der Eltern zum Kind und zur elterlichen Verantwortungsübernahme erörtert die Autorin fünf Säulen entwicklungshemmender Erziehung (emotionale Kälte bzw. Übersteuerung, Missachtung, Dirigismus, Beliebigkeit / Chaos, mangelnde Förderung bzw. einseitige Überforderung). Dabei hebt sie die blockierenden Auswirkungen auf eine gelebte, positive Elternschaft explizit hervor. Tschöpe-Scheffler (2023) ergänzte ihr Fünf-Säulen-Modell durch zwei weitere Säulen: Gemeinschaft vs. Isolation und Spiritualität vs. Allmachtsfantasien. Damit greift die Autorin mit der Säule »Gemeinschaft vs. Isolation« das elementare emotionale Grundbedürfnis eines Menschen nach Bindung auf.

Mit zunehmendem Alter des Kindes ist eine Erweiterung des sozialen Bezugsystems durch Unterstützung und Anleitung in einer erweiterten Familie als Verwandtschafts- oder Wahlfamilienverbund, in der Nachbarschaft und im erweiterten Sozialraum sowohl für das Kind bzw. den Jugendlichen entwicklungsfördernd als auch für die Eltern oftmals ein entscheidender Entlastungsfaktor. Ein wichtiges Ziel von begleitender Elternarbeit ist es, sich mit den Eltern einen Überblick über mögliche Bezugssysteme zu verschaffen und gemeinsam Begegnungsräume zu erarbeiten. Mit der letzten Säule »Spiritualität versus Allmachtsfantasien« verweist Tschöpe-Scheffler auf die entlastende Orientierung an eine »höhere Macht« oder ein »kosmisches Urvertrauen«, die eine hoffnungsvolle Grundhaltung von Eltern ermöglicht, sich gelassen, verzeihend, tröstend und auch mutig auf die Anforderungen der Elternschaft einzulassen, dem Kind mit zunehmendem Alter auch Autonomie einräumen zu können und eigene Ängste auszuhalten. Besonders im Umgang mit psychisch belasteten Kindern und bei der Auseinandersetzung mit verschiedenen Störungsbildern ist die Entwicklung einer akzeptierenden Haltung innerhalb des Familiensystems von Unveränderlichem ein wichtiges Ziel der begleitenden Elternarbeit.

Tipp

Im Rahmen begleitender Elternarbeit begegnen Therapeut:innen immer wieder erschöpfte, manchmal auch frustrierte Eltern, die angesichts der belastenden familiären Lebenssituation in ihren grundlegenden Erziehungshaltungen verunsichert sind. Oftmals sind sie nicht mehr in der Lage, die Anforderungen der entwicklungsfördernden Erziehung zu gewährleisten. Ein psychoedukativer Blick auf die von Louis und McDonald-Louis (2020) postulierten sieben Kernmuster positiver Elternschaft (Verspieltheit / emotionale Offenheit, Unterstützung und Gewährung von Autonomie, Zuverlässigkeit, innere Werte, Vertrauen / Kompetenz, emotionale Versorgung / bedingungslose Liebe) erweist sich dann in der Elternarbeit als Orientierungshilfe und entlastende Perspektive, die mit konkreter Reflexion und therapeutischer Unterstützung in der Elternarbeit gemeinsam wieder erreichbar wird.

AB 1 • R

Selbstreflexion: Grundannahmen zur begleitenden Elternarbeit

Welchen Stellenwert hat für mich die begleitende Arbeit mit Eltern bei der psychotherapeutischen Behandlung eines Therapiekindes?

....

Welche strukturellen Aspekte von Elternarbeit habe ich bei der Behandlungsplanung noch wenig im Blick?

....

Welche allgemeinen und störungsspezifischen Ziele sind mir bei der Arbeit mit Eltern wichtig?

....

Welche Facetten der Elternarbeit sind mir vertraut? Welche präferiere ich selbst und warum?

....

Gibt es Erziehungsstile von Eltern, die mir den Einbezug der Bezugspersonen in die Psychotherapie des Kindes schwer machen?

....

Welche Faktoren einer positiven Elternschaft sind mir in der Elternarbeit besonders wichtig?

....

In welchen Behandlungsphasen beziehe ich Eltern eher ein und in welcher Funktion?

....

Welche Barrieren und Widerstände könnten bei mir selbst dazu beitragen, dass ich begleitende Elternarbeit eher in bestimmten Phasen der psychotherapeutischen Behandlung des Therapiekindes vernachlässige oder sogar vermeide?

....

....

....

....

2 Was sind besondere Herausforderungen in der begleitenden Elternarbeit?

Elterngespräche sind ein fester Bestandteil der Psychotherapie mit Kindern und Jugendlichen und werden in Deutschland analog zu deren Behandlung von den Krankenkassen finanziert (Faber et al., 1996). Allgemein wird die Beteiligung der Eltern in der Kindertherapie als eine Schlüsselkomponente im Therapieprozess betrachtet. Es gibt aber Situationen, in denen Elternarbeit nicht möglich ist oder Widerstände und Abwehrhaltungen der Eltern die Elternarbeit erschweren.

Je nach psychischer und physischer Belastbarkeit der Eltern, den Dynamiken zwischen den Eltern und der Problematik der Kinder bzw. Jugendlichen können besondere Herausforderungen in der Elternarbeit für Therapeut:innen entstehen. Einige besondere Herausforderungen in der begleitenden Elternarbeit werden auf den Informationsblättern dieses Kapitels dargestellt. Ein Umgang mit diesen Situationen wird im Verlauf theoretisch vermittelt und im Rahmen der Selbstreflexion auf die eigene Arbeit übertragen.

Informations- und Arbeitsmaterial dieses Kapitels

INFO 14 Barrieren für Elternarbeit

Auf diesem Informationsblatt werden die Kontraindikationen für Elternarbeit dargestellt. Elterlicher Widerstand gegen eine begleitende Elternarbeit entsteht häufig durch Unkenntnis, Schuldgefühle oder Ängste der Eltern. Auf einen Umgang mit elterlichem Widerstand wird auf diesem Informationsblatt eingegangen.

INFO 15 Elternarbeit bei autistischen Kindern

Eltern von autistischen Kindern stehen vor besonderen Herausforderungen. Die chronische Entwicklungsstörung des Kindes erfordert besondere psychoedukative Maßnahmen und ein besonderes Training im Umgang mit der Störung, eine Entlastung der Eltern hinsichtlich der Frage der eigenen Verantwortlichkeit und eine Beratung im Umgang mit dem Störungsbild in der Familie und der Öffentlichkeit.

INFO 16 Elternarbeit mit psychisch kranken Eltern

Therapeut:innen werden häufig mit der psychischen Erkrankung eines Elternteils konfrontiert. Kinder von psychisch kranken Eltern haben besondere Bedürfnisse, da ihre Eltern meist in ihrer emotionalen psychischen Stabilität eingeschränkt sind. Es ist daher von großer Bedeutung, in der Elternarbeit mit psychisch kranken Eltern besonders einfühlsam und zielgerichtet vorzugehen.

INFO 17 Elternarbeit bei einem Elternteil mit Borderline-Persönlichkeitsstörung (BPS)

Diese Eltern haben mit ihren intensiven emotionalen Schwankungen Schwierigkeiten in zwischenmenschlichen Beziehungen und kämpfen oft mit instabiler Selbstwahrnehmung, was die Erziehung ihrer Kinder erheblich beeinflussen kann. Ein störungsspezifisches Hilfsangebot für Eltern mit einer BPS wird dargestellt.

INFO 18 Elternarbeit bei einem Elternteil mit narzisstischen Persönlichkeitszügen

Die Arbeit mit Eltern mit narzisstischen Persönlichkeitszügen ist besonders herausfordernd, da narzisstische Persönlichkeitsmerkmale wie ein übertriebenes Bedürfnis nach Bewunderung, ein geringes Einfühlungsvermögen und eine instabile Selbstwahrnehmung erhebliche Auswirkungen auf die Eltern-Kind-Beziehung haben können. Der besondere Umgang und die Schwierigkeiten in der Elternarbeit werden dargelegt.

INFO 19 Elternarbeit bei Eltern mit Lernschwierigkeiten oder geistiger Behinderung
Die Arbeit mit Eltern, die eine Lernbehinderung haben, stellt eine besondere Herausforderung und zugleich eine Chance für die therapeutische Praxis dar. Lernbehinderungen betreffen kognitive Fähigkeiten wie Problemlösen, Sprachverständnis und die Verarbeitung komplexer Informationen, was den Alltag und die Erziehungsaufgaben dieser Eltern erschweren kann. Gleichzeitig haben sie häufig den Wunsch, gute Eltern zu sein, und können mit gezielter Unterstützung in ihrer Rolle gestärkt werden.

INFO 20 Elternarbeit mit schwer erkrankten Eltern
Der therapeutische Umgang mit krebskranken oder anderweitig schwer erkrankten Eltern erfordert eine einfühlsame, individuelle und ganzheitliche Herangehensweise, da sowohl die körperliche als auch die psychische Gesundheit des Elternteils betroffen ist und die Familie sehr belastet ist. Ein Umgang mit den Unsicherheiten und Ängsten der Eltern wird dargestellt.

INFO 21 Elternarbeit bei Familien mit Migrationshintergrund
Die Elternarbeit mit Familien mit Migrationshintergrund bringt eine Vielzahl besonderer Herausforderungen mit sich, die auf kulturellen, sozialen und sprachlichen Unterschieden basieren. Diese Eltern stehen oft vor zusätzlichen Belastungen, die durch ihre Migrationserfahrung, die Integration in eine neue Gesellschaft und die Erziehung ihrer Kinder in einem fremden kulturellen Kontext entstehen. Diese Elternarbeit erfordert ein besonderes Wissen von Therapeut:innen, das dieses Informationsblatt darlegt.

INFO 22 Die elterliche Entfremdung bei hoch konflikthaften Trennungen
Dieses Informationsblatt beschreibt ein psychodynamisches Phänomen, bei dem das Kind durch den Einfluss eines Elternteils den anderen Elternteil ablehnt, ohne dass hierfür eine gerechtfertigte objektive Ursache besteht. Es tritt in hochkonflikthaften Trennungs- und Scheidungssituationen auf. Möglichkeiten des Umgangs mit dieser schwierigen Situation werden diskutiert.

INFO 23 Eltern mit Fachwissen aus dem Internet
Da sich immer mehr Eltern in Foren bzw. auf Internetseiten über das Störungsbild ihres Kindes informieren, können manchmal dadurch gewonnene Fehlinformationen die Elternarbeit erschweren. Ein möglicher Umgang mit dieser Problematik wird dargestellt.

AB 2 Selbstreflexion: Grundhaltung, Planung und Umgang mit herausfordernden Situationen
Im Rahmen der Selbstreflexion sollen Denkanstöße zum Umgang mit herausfordernden Situationen in der Elternarbeit gegeben werden.

Barrieren für Elternarbeit

Kontraindikationen für Elternarbeit

In bestimmten Situationen ist Elternarbeit nur eingeschränkt oder gar nicht möglich. In diesen Fällen sollten Therapeut:innen die Situation sorgfältig abwägen, keine Elternarbeit planen oder alternative Ansätze in Betracht ziehen.

- **Häusliche Gewalt** ist eine Kontraindikation für Elterngespräche, weil dadurch das Risiko auf größeren Schaden und Eskalation entstehen und der psychotherapeutische Prozess behindert werden kann. Bei Kindeswohlgefährdung muss eine Reihe von Unterstützungsmaßnahmen durch das zuständige Jugendamt initiiert werden. Das Jugendamt ist verpflichtet, einzugreifen und Maßnahmen zu treffen, um die Kindeswohlgefährdung abzuwenden. Wenn die Familie nicht mehr in der Lage ist, eine dem Wohl des Kindes entsprechende Erziehung zu Hause zu gewährleisten, müssen zeitweise dauerhaft Lebensorte außerhalb der Familie gefunden werden (Plass & Wiegand-Grefe, 2012).
- **Chronische und schwere psychische Störungen** der Eltern, wie Psychosen, Drogenabhängigkeit oder schwere Persönlichkeitsstörungen schränken die Elternarbeit sehr ein oder machen sie sogar unmöglich.
- Mit **hochstrittigen Eltern** kann die Elternarbeit meist nur getrennt in Einzelsitzungen stattfinden. Wenn nur ein Elternteil das Sorgerecht hat und den Einbezug des anderen Elternteils ablehnt, ist die Elternarbeit mit dem anderen Elternteil auch juristisch eingeschränkt.
- Bei **Ablehnung des Einbezugs der Eltern** durch Jugendliche in ihrer Psychotherapie kann Elternarbeit nicht stattfinden. Auch in den Fällen, in denen das Kind oder der Jugendliche eine Psychotherapie wünscht, die Eltern diese jedoch ablehnen, ist Elternarbeit nicht sinnvoll. Eine vertiefende Reflexion der individuellen Gründe für eine Ablehnung erweist sich oftmals als sehr hilfreich für den Therapieprozess. Im Einzelfall sollte auch immer geprüft werden, ob ein Kinderschutzfall mit entsprechenden Implikationen im Familienrecht vorliegt (Kölch, 2014).
- Wenn das Kind **sensible Informationen** mitteilt, die nicht für die Eltern bestimmt sind und bei denen das Kind Angst vor den Reaktionen der Eltern hat, ist ein Fortschritt in der Therapie häufig eingeschränkt möglich. Wenn diese sensiblen Informationen von Therapeut:innen an die Eltern weitergegeben werden, verstößt es gegen die Schweigepflicht und therapeutische Ethik.
- **Familiäre Belastungsfaktoren**, wie Zeitmangel, Probleme mit der Anreise zu den Elterngesprächen oder fehlende unterstützende Strukturen, beispielsweise bei der Betreuung von Geschwisterkindern, können begleitende Elternarbeit deutlich einschränken. Häufig sind Väter nicht verfügbar, gerade bei getrennt lebenden Eltern (Kölch, 2014).

Elterlicher Widerstand gegenüber begleitender Elternarbeit

Eine Abwehrhaltung gegenüber der Psychotherapie des eigenen Kindes oder gegenüber Psychotherapeut:innen mit andauernden Vertrauensproblemen innerhalb der therapeutischen Beziehung (oder auch gegenüber der Elternarbeit selbst) beeinträchtigt die Zusammenarbeit mit bedeutsamen Bezugspersonen entscheidend. Auch eine Unvereinbarkeit der Bewertung der therapeutischen Ansätze von Eltern und Therapeut:innen kann die Elternarbeit sehr einschränken.

Barrieren für Elternarbeit

Gründe für elterlichen Widerstand gegen begleitende Elternarbeit sind oftmals:

- Mangel an Kooperationsbereitschaft bei den Eltern
- massive Schuldgefühle bzw. Gefühle der Unzulänglichkeit eines oder beider Elternteile
- Selbstschutz vor schambesetzter Aufdeckung eigener Anteile an den Problemen des Kindes / Jugendlichen
- Angst vor Konfrontation mit eigenem erzieherischen Versagen
- Mangel an Reflexionsbereitschaft der eigenen Muster des Erlebens und Handelns
- eigene schwere psychische Störung der Eltern
- ausgeprägte Persönlichkeitsstörung eines Elternteils
- divergierende Störungs- und Interventionskonzepte
- Mangel an Adhärenz und Compliance auf Elternseite
- Gefahr der Überforderung der Bezugsperson
- schwierige psychosoziale Lebensumstände der Eltern, z. B. Suchterkrankungen der Bezugspersonen, Familienzerfall, massive Partnerkonflikte, adoleszente Elternschaft, Armut, transgenerative Traumatisierung, körperliche und emotionale Kindesmisshandlungen, ständiger Wechsel von primären Bezugspersonen, ausgeprägte geistige und körperliche Beeinträchtigungen der Bezugsperson oder Betreuungsprobleme der Geschwisterkinder

Tipp

Ein achtsamer Umgang mit elterlichen Schwierigkeiten, fürsorgliches Validieren und ggf. Trösten bzw. Begrenzen elterlicher verletzlicher bzw. wütender Basisemotionen, gemeinsames Auseinandersetzen mit biografischen Erfahrungen der Bezugsperson im Umgang mit Bedürfnissen sowie Erkennen und Modifizieren elterlicher Muster des Erlebens und deren Aktivierungen in konflikthaften Eltern-Kind-Interaktionen kennzeichnet aus schematherapeutischem Blickwinkel eine besondere Vorgehensweise von Therapeut:innen, die zu einer Überwindung des elterlichen Widerstandes beitragen könnte.

Wenn wir davon ausgehen, dass Mitglieder einer Familie sich lebenslang beeinflussen, ob bewusst oder unbewusst, konstruktiv oder negativ (Althoff, 2017), so verlangt die Verzahnung von elterlicher mit kindlicher Dynamik geradezu einen Einbezug von bedeutsamen Bezugspersonen in den Psychotherapieprozess des Kindes bzw. Jugendlichen und sollte stets angestrebt werden. Novick und Novick wiesen bereits 2009 darauf hin, dass es z. B. in der adoleszenten Entwicklung nicht um Separation gehe, sondern um Transformation bzw. Veränderung der Eltern-Kind-Beziehung. Jugendliche stünden vor der Aufgabe, eine neue Beziehung zu den Eltern zu entwickeln, die in eine Integration der neuen Selbstrepräsentanz münde.

Wichtig

Damit sich die Eltern-Kind-Beziehung in eine lebenslang gesunde, wechselseitige Abhängigkeit entwickeln kann, benötigen Eltern oftmals Unterstützung, die fortschreitende Entwicklung ihres Kindes aus vollem Herzen angstfrei zu bejahen und mitzutragen. So kann die Eltern-Kind-Beziehung zu einer lebenslangen positiven Ressource für alle Beteiligten werden.

Elternarbeit bei autistischen Kindern

Elternarbeit gewinnt zunehmend an Bedeutung in der Förderung und Psychotherapie autistischer Kinder und Jugendlicher. Eine positive Zusammenarbeit zwischen Eltern und Therapeut:innen wirkt sich positiv auf den Therapieerfolg des Kindes aus. Eltern können maßgeblich zum Therapieerfolg beitragen (Wainer et al., 2017). Dabei scheint die Reduzierung des Stressempfindens der Eltern eine wichtige Rolle zu spielen (Brookman-Frazee, 2004). Eine Studie von Hansen et al. (2018) über die Therapieerwartung von Eltern autistischer Kinder zeigt auf, dass vor allem die emotionale Lage der Eltern in der Therapie beachtet werden muss: Etwa 40 Prozent der Eltern weisen depressive Symptome auf (Guinchat et al., 2012). Angst- und Schamgefühle sowie Unsicherheit der Eltern prägen die Erwartung an eine Förderung ihrer Kinder und sollten sorgfältig exploriert und besprochen werden.

Wichtig

Der Nutzen von Elternarbeit bei autistischen Kindern liegt vor allem darin, dass das Verständnis für das autistische Kind verbessert, eine Änderung des elterlichen Erziehungsverhaltens bewirkt sowie die elterliche Zufriedenheit verbessert werden (McConachie & Diggle, 2007).

Wichtige Inhalte in der Elternarbeit mit autistischen Kindern

- Eltern werden über die Ursache der autistischen Störung nach dem aktuellen Stand der Forschung informiert. Grundlegende Kenntnisse über besondere Verhaltensmerkmale von autistischen Kindern werden vermittelt. Menschen mit Autismus-Spektrum-Störungen unterscheiden sich in ihren Symptomen. Individuelle Besonderheiten und autistische Verhaltensweisen der Kinder werden erfasst und besprochen. Auch Stärken und Ressourcen der Kinder werden gemeinsam mit den Eltern ermittelt. Ein weiterer Fokus liegt auf der Förderung positiver Eltern-Kind-Interaktionen im Alltag.
- Therapeut:innen vermitteln den Eltern die Grundlagen der Lerntherapie, um deren Erziehungskompetenz zu stärken. Das SORCK-Schema ist hier ein hilfreiches Erklärungsmodell der Entstehung und Aufrechterhaltung von Verhaltensweisen des autistischen Kindes. Die spezielle Informationsverarbeitung autistischer Kinder verdeutlicht sich dadurch. Die »Organismus«-Variable im SORCK-Modell steht für die Schwierigkeiten in der Aufnahme und Verarbeitung von sprachlichen und nicht-sprachlichen Informationen und dem mangelnden Verständnis für soziale und emotionale Aspekte sowie dem erschwerten Erkennen von Sinnzusammenhängen und der Beeinträchtigung bei der zeitlichen und räumlichen Orientierung. Therapeut:innen vermitteln Eltern, dass Erlerntes vom autistischen Kind häufig nicht auf neue Situationen und Zusammenhänge übertragen werden kann. Das autistische Kind reagiert darüber hinaus häufig nur gering auf Lob und soziale Anerkennung.
- Zur Verhaltensregulation werden gemeinsam mit den Eltern individuell auf das Kind angepasste Verstärkerlisten zur Reduzierung von Verhaltensproblemen erarbeitet. Die Vermittlung von Programmen für den Aufbau entwicklungsfördernder Interaktionen helfen Eltern, die besonderen Signale ihres Kindes zu verstehen, damit sie adäquat auf diese reagieren können. Therapeut:innen sprechen Erwartungshaltungen der Eltern an das Kind und dessen Entwicklung an, um sie gegebenenfalls gemeinsam mit den Eltern an die individuellen Besonderheiten des Kindes anzupassen.

Elternarbeit bei autistischen Kindern

- Es ist wichtig, Eltern neben individuellen Förderplänen für das autistische Kind auch für die Bedürfnisse aller Familienmitglieder (z. B. Geschwisterkinder) zu sensibilisieren, damit diese nicht vernachlässigt werden (Remschmidt & Kamp-Becker, 2006).
- Die Anerkennung der elterlichen Leistungen für die besonderen Herausforderungen im Alltag ist ein wichtiger Baustein in der Elternarbeit. Zur Verbesserung der elterlichen Zufriedenheit werden Eltern für ihre eigenen Bedürfnisse sensibilisiert. Rückzugsmöglichkeiten und Kraftquellen für Eltern werden gemeinsam erarbeitet und etabliert.
- Eventuelle psychische Erkrankungen bei Eltern – etwa eine autistische Störung oder eine Depression eines Elternteils – werden analysiert. Es stellt eine besondere Herausforderung für die Elternarbeit dar, wenn zusätzlich ein Elternteil oder beide Elternteile unter einer psychischen Störung leiden. Daher sind Möglichkeiten der Entlastung durch andere oder Unterstützung bei Bedarf wichtig für die betroffene Familie.

Im deutschsprachigen Raum werden für Eltern autistischer Kinder folgende Programme angeboten:

- Bremer Elterntraining BET (Cordes & Cordes, 2009)
- das psychoedukative Elterngruppen-Trainingsprogramm (Probst, 2003)
- TASK-Training Autismus Sprache Kommunikation (Fröhlich et al., 2014)
- Frankfurter Autismus-Elterntraining FAUT-E (Schlitt et al., 2015)
- Marte Meo ist eine videogestützte Beratungsmethode, die Eltern beim Aufbau von Erziehungskompetenz unterstützen kann. Sie enthält differenzierte Anleitungen für eine präzise Informationsvermittlung an Eltern, um das autistische Kind in seiner Entwicklung zu fördern (Aarts, 2009).

Wichtig • Den besonderen Umgang mit dem Kind erlernen

Elternarbeit unterstützt Bezugspersonen darin zu verstehen, dass das autistische Kind spezielle Fertigkeiten der Informationsverarbeitung hat und dadurch in der Aufnahme sowie Verarbeitung von sprachlichen und nichtsprachlichen Informationen eingeschränkt ist. Es kann Erlerntes nicht auf neue Situationen übertragen, erkennt häufig Sinnzusammenhänge nicht, kann Handlungen erschwert planen und ausführen, reagiert wenig auf Lob und soziale Anerkennung und ist beeinträchtigt in der zeitlichen und räumlichen Orientierung.

Aufgrund dieser Schwierigkeiten braucht das autistische Kind von seinen Eltern auf seine Bedürfnisse entwickelte individuelle Anweisungen und Hilfen sowie Strukturierungshilfen. Neben der umfassenden Psychoedukation werden in der Elternarbeit auch konkrete Techniken im Umgang mit den vielfältigen Schwierigkeiten gemeinsam erarbeitet und trainiert.

Elternarbeit mit psychisch kranken Eltern

In Deutschland wachsen ca. 3,8 Mio. Kinder mit einem psychisch kranken Elternteil auf (Christiansen et al., 2014). Wenn ein Elternteil unter einer psychischen Erkrankung leidet, ist die Wahrscheinlichkeit beim Kind erhöht, selbst eine psychische Erkrankung zu entwickeln (Wiegand-Grefe et al., 2009). Neben dem wichtigen genetischen Einfluss wurden in Studien auch subjektive Belastungsanforderungen an diese Kinder definiert (Knutson-Medinn et al., 2007; Mattejat, 2009), die sich in folgenden Bereichen äußern:

- **Krankheitsbedingte Veränderungen der Eltern.** Durch die akuten Symptome wie durch die Dauer, den Krankheitsverlauf und die damit verbundenen Persönlichkeitsveränderungen wird das Belastungserleben der Kinder wesentlich beeinflusst.
- **Wissen über die Krankheit.** Kinder psychisch kranker Eltern werden von Fachleuten selten mit einbezogen. Laut einer Studie von Küchenhoff (2001) erhalten 35 Prozent der betroffenen Kinder keinerlei Informationen über die elterliche Erkrankung von Seiten der medizinischen Versorgung.
- **Tabuisierungsisolierung und Kommunikationsverbot.** Die psychische Erkrankung an sich wird verschwiegen. Eltern berichten den Kindern zwar über ihre Erkrankung, thematisieren aber nicht den wahrscheinlichen oder möglichen Verlauf. Vielen Kindern wird zudem nicht mitgeteilt, dass der erkrankte Elternteil erforderliche Behandlungen erhält. Viele Eltern verstecken oder verleugnen zudem ihre Emotionen. Dadurch haben viele Kinder den Eindruck, dass sie über ihre Familienprobleme nicht sprechen dürfen (Imber-Black, 2006).
- **Fehlende soziale Unterstützung.** Retrospektiv beschreiben erwachsene Kinder psychisch kranker Eltern, dass sie sich in ihrer Kindheit generell nicht ausreichend sozial unterstützt gefühlt haben (Sollberger et al., 2008). Es besteht eine Wechselwirkung zwischen der Tabuisierungstendenz innerhalb der Familie und der Möglichkeit, von außen sozial unterstützt zu werden. Die starke emotionale Verstrickung der Kinder führt dazu, dass sie nur wenige soziale Beziehungen außerhalb der Familie aufbauen und aufrechterhalten können.
- **Parentifizierung.** Parentifizierung ist in vielen Familien mit einem psychisch kranken Elternteil zu beobachten. Die Kinder übernehmen elterliche Funktionen und Verantwortung in vielen Bereichen (Haushalt, Erziehung der Geschwisterkinder) und werden zu Ratgebern und Vertrauenspersonen der Eltern.
- **Familiärer Alltag.** Aufgrund der psychischen Erkrankung eines Elternteils können verlässliche Alltagsstrukturen oft nicht aufrechterhalten werden. Die Kinder müssen zahlreiche Aufgaben im Haushalt übernehmen, mit denen sie sich überfordert fühlen (Knutson-Medin et al., 2007). Die Bedürfnisse der Kinder werden häufig nicht wahrgenommen und erfüllt.
- **Gefühle der Kinder.** Viele Kinder erleben Trauer, aber auch Wut, Frustration und Enttäuschung über die Situation. Schuldgefühle können entstehen, wenn die Kinder glauben, dass sie die psychischen Probleme der Eltern ausgelöst haben (Mattejat & Remschmidt, 2008).

Das Risiko des Kindes, psychisch zu erkranken, ist abhängig von der spezifischen Erkrankung der Eltern. Bei elterlichen Depressionen liegt das Risiko sechsmal höher als in der Gesamtbevölkerung (Groen & Petermann, 2002), bei Eltern mit Angststörungen ist das Risiko mehr als das Doppelte erhöht (Merikangas et al., 1998), bei Kindern von Eltern mit Persönlichkeitsstörungen werden die höchsten Auffälligkeitsraten und der ungünstigste Entwicklungsverlauf beschrieben (Laucht et al., 1992). Nach Studien scheint der Einfluss einer mütterlichen psychischen Erkrankung stärker zu sein als der einer väterlichen (Currier et al., 2006).

Elternarbeit mit psychisch kranken Eltern

Besondere Bedürfnisse von Kindern psychisch kranker Eltern

Wiegand-Grefe (2011) entwickelte ein Modell für die psychische Gesundheit von Kindern psychisch kranker Eltern. In diesem Modell sind drei Faktoren besonders relevant:

(1) eine hinreichende, adäquate und familiäre Krankheitsbewältigung mit einer aktiven Auseinandersetzung mit der Erkrankung sowie der Einsicht in präventive Maßnahmen zum einen für die eigene Rückfallprophylaxe als auch die Förderung der Entwicklung der Kinder

(2) eine gute Qualität der innerfamiliären und außerfamiliären Beziehungen, so dass sich der erkrankte Elternteil und das betroffene Kind auf stabile Beziehungen stützen können

(3) eine funktionierende elterliche Paar-Familiendynamik sowie sichere Bindungsmuster und Bindungsqualität der Bezugspersonen

Prinzipiell unterscheidet sich die therapeutische Elternarbeit mit psychisch kranken Eltern nicht von der mit anderen Eltern. Allerdings entstehen durch die psychische Erkrankung spezifische Belastungen bei den Kindern, welche sowohl in der Kindertherapie als auch in der Elternarbeit thematisiert werden müssen (Plass & Wiegand-Grefe, 2012).

Wichtig • Offene Kommunikation

Es ist wichtig, dass psychisch erkrankte Eltern lernen, mit ihren Kindern über ihre Erkrankung zu sprechen. Viele Eltern haben den Wunsch, bei der Aufklärung des Kindes Unterstützung durch Therapeut:innen in einem gemeinsamen Elterngespräch zu erhalten. Ziel sollte es sein, dass Eltern eine dem kindlichen Entwicklungsstand angemessene Form der Aufklärung über die eigene Erkrankung mit therapeutischer Hilfe finden. Ein weiteres Ziel der Elternarbeit ist eine offene und altersangemessene Kommunikation in der Familie anzuregen, so dass sich die Tabuisierung in der Familie über die Erkrankung des Elternteils vermindert. Dadurch wird auch der Weg frei, mit Personen außerhalb der Familie über die Erkrankung des Elternteils zu sprechen. Wenn eine soziale Unterstützung der Familie von außen notwendig wird, haben die erkrankten Eltern oft das Gefühl, als Eltern versagt zu haben. Es muss daher im Elterngespräch über die Gefühle von Scham, Schuld und Trauer gesprochen werden. Damit verbunden ist auch die Frage, wie der familiäre Alltag organisiert werden kann. In Elterngesprächen mit psychisch kranken Eltern sollten Therapeut:innen auf das Thema *destruktive Parentifizierung* achten und altersentsprechenden Bedürfnisse des Kindes thematisieren mit dem Ziel, dass das Kind einen Raum für seine Entwicklung erhält und seine Bedürfnisse formulieren kann. Im Elterngespräch wird vermittelt, dass die Kinder häufig unter Gefühlen wie Ängsten, Wut oder Verzweiflung sowie Schuldgefühlen wegen der elterlichen Erkrankung leiden. Ein angemessener Umgang der Eltern mit den Bedürfnissen der Kinder ist dabei zentral.

Elternarbeit bei einem Elternteil mit Borderline-Persönlichkeitsstörung (BPS)

Eine besonders belastete Risikogruppe sind Kinder von Eltern mit einer Borderline-Persönlichkeitsstörung (Weiss et al., 1996). Neben dem hohen genetischen Risiko, ebenfalls an einer BPS zu erkranken (Zitzmann et al., 2020), werden diese Kinder häufig durch weitere ungünstige Faktoren belastet (Dunn et al., 2020):

- dysfunktionale Erziehungsstrategien der Bezugsperson,
- physische oder psychische Gewalt,
- Vernachlässigung,
- geringe soziale Unterstützung,
- häufig wechselnde Partner:innen der Bezugsperson,
- alleinerziehende Bezugspersonen.

In einer Studie von Hobson et al. (2005) konnte bei 80 Prozent der Kinder von einem Elternteil mit BPS Hinweise auf einen desorganisierten Bindungsstil beobachtet werden. In einer Übersichtsarbeit von Eyden et al. (2016) werden die spezifischen Schwierigkeiten dargestellt: Eltern mit BPS entwickeln sehr viel häufiger maladaptive Interaktionsmuster mit ihren Kindern. Sie haben Schwierigkeiten, die Emotionen und mentalen Zustände ihrer Kinder adäquat zu erkennen und nicht negativ zu interpretieren. Häufig sind betroffene Eltern wenig einfühlsam, überbehütend oder feindselig gegenüber ihren Kindern im Vergleich zu Eltern ohne Persönlichkeitsstörung. Sie neigen zu bestrafenden oder invalidierenden Reaktionen oder zeigen angstmachende Verhaltensweisen gegenüber ihren Kindern. Eine Neigung zu Rollenkonfusion besteht. Eltern mit einer Borderline-Störung sind weniger zufrieden, fühlen sich inkompetent in ihren elterlichen Fähigkeiten und sind leichter gestresst. Als besonderer störungsspezifischer Risikofaktor wird das Hin- und Herschwanken zwischen feindseliger Kontrolle und passiver Distanziertheit dem Kind gegenüber betrachtet (Stepp et al., 2012). Eltern mit einer BPS haben meist Angst vor Stigmatisierung und neigen zu Vorbehalten gegenüber Hilfesystemen. Probleme der betroffenen Kinder fallen oftmals erst durch Meldungen Dritter auf. Häufig wird eine Inobhutnahme des Kindes notwendig (Bartsch et al., 2016).

Wichtig • Herausforderung in der Elternarbeit

Eltern mit BPS erfordern ein störungsspezifisches Hilfsangebot in der begleitenden Elternarbeit. Hohe Anspannungszustände, selbstverletzendes oder selbstschädigendes Verhalten, eine mangelnde Emotionsregulation sowie Identitätsstörungen oder dissoziative Symptome treten bei diesem Störungsbild häufig auf und erschweren es dem Elternteil, die kindlichen Bedürfnisse zu verstehen und zu erfüllen. In der Elternarbeit muss daher auf die Besonderheiten der Persönlichkeitsstörung eingegangen werden.

Elternarbeit bei einem Elternteil mit Borderline-Persönlichkeitsstörung (BPS)

Empfehlungen für die Elternarbeit mit BPS-Betroffenen

Von Buck-Horstkotte (2022) wurde ein Gruppentraining für Mütter mit Borderline-Persönlichkeitsstörung entwickelt. Davon abgeleitet werden hier einige allgemeine Empfehlungen für die Elternarbeit dargestellt:

- **Psychoedukation:** Therapeut:innen vermitteln Informationen zur kindlichen Entwicklung und gehen besonders auf die Frage ein, was ein typisches normales, kindliches Verhalten für die Altersstufe ist. Sie informieren über kindliche Grundbedürfnisse wie Schlafen, Gesundheitsvorsorge, Schutz vor Gefahren, Bindung und Körperkontakt, Wertschätzung, Tagesstruktur, Autonomie. Dadurch können betroffene Mütter angemessene Erwartungen an ihr Kind entwickeln und kindliche Bedürfnisse erkennen. Sie werden darin unterstützt und angeleitet, eigene dysfunktionale Annahmen zu korrigieren, um eine positive Beziehung zum Kind aufzubauen. Zum Beispiel lernen sie: »Wenn mein Kind schreit, heißt das nicht automatisch, dass ich eine schlechte Mutter bin.« Eigene Erfahrungen der Ursprungsfamilie werden thematisiert, damit mögliche ineffiziente und schädliche Erziehungsstrategien nicht weitergegeben werden.
- **Grundbedürfnisse des Kindes** werden vermittelt, damit die Bezugsperson einen Perspektivwechsel erlernen kann. Dadurch kann sie mehr Empathie und Verständnis für das Kind entwickeln. Rollenspiele und Übungen zur Perspektivenübernahme sind zu empfehlen: »Mir gefällt dein Schreien nicht, ich werde jedoch tun, was mir möglich ist, damit wir beide zufrieden sind.«
- **Grundlegende positive Erziehungsstrategien** und gewaltfreie Methoden des Setzens von Regeln und Grenzen werden psychoedukativ vermittelt und gemeinsam erarbeitet.
- Die Bezugsperson lernt, dem Kind gegenüber **Wärme und Geborgenheit zu vermitteln.** Bei der Emotionsverarbeitung und Emotionsregulierung sowie der Entwicklung angemessener Strategien wirkt eine positive Reaktion auf kindliche Emotionen unterstützend.
- **Stresstoleranz-Skills und Strategien zu Emotionsregulation** (Linehan, 2014) sind zentraler Bestandteil von Elternarbeit. Die erkrankte Bezugsperson muss lernen, eigene Grenzen wahrzunehmen und rechtzeitig um Unterstützung zu bitten.
- **Eine vorhersehbare Tagesstruktur** für das Kind sowie die elterliche Beaufsichtigung und Begleitung kindliche Aktivitäten müssen von dem betroffenen Elternteil erlernt werden. Die Planung und Strukturierung des Alltags bewirken eine Stressreduktion und fördern die elterliche Selbstwertwirksamkeit.
- **Dialektische Behandlungsstrategien** wie Aktivieren des »wise mind« (intuitives Wissen) als Schnittmenge des Verstandes und Gefühls, paradoxe Strategien und Metaphern sind anzuwenden.
- **Anspannungsregulierende Achtsamkeitsübungen sowie Akzeptanzstrategien** können in der Elternarbeit vermittelt werden, damit die Bezugsperson einen gelassenen Umgang mit ihrem Kind in den für sie belastenden Situationen lernt.
- **Selbstfürsorgestrategien** für den betroffenen Elternteil sollen erlernt werden.
- **Rollenspiele** zu schwierigen Eltern-Kind-Interaktionen können durchgeführt werden.
- Die Bezugspersonen werden motiviert, **proaktiv Unterstützung im Hilfesystem** für den Familienalltag zu suchen. Therapeut:innen thematisieren, validieren und hinterfragen potenziell vorliegende Vorbehalte.
- **Die Kooperation von Psychotherapeut:innen mit der Kinder- und Jugendhilfe** wird angestrebt und dem betroffenen Elternteil als positive und notwendige Intervention vermittelt.

Elternarbeit bei einem Elternteil mit narzisstischen Persönlichkeitszügen

Elternarbeit mit einem narzisstischen Elternteil stellt eine besondere Herausforderung für Therapeut:innen dar. Diese Eltern sind meist nicht in der Lage, kindliche Bedürfnisse zu erkennen und angemessen zu erfüllen. Sie sind in ihrem Erziehungsverhalten meist unflexibel. Es fehlt ihnen die nötige Empathie für die Gefühle ihrer Kinder. Der überwiegende Fokus ihres Denkens liegt auf der eigenen Person und eigenen Bedürfnissen. Sie neigen zu Manipulation des Gegenübers und ihren Kindern. Sie haben zudem Schwierigkeiten, persönliche Grenzen von Interaktionspartner:innen zu respektieren. Oft sehen sie das Kind als Erweiterung ihrer selbst, weisen eine ausgeprägte Opfermentalität auf und sind hochgradig manipulativ innerhalb des Familiensystems. Es besteht eine Diskrepanz zwischen der Außenwahrnehmung der Familie und dem Erleben der einzelnen Familienmitglieder.

Mütterlicher Narzissmus

Mütter sind häufig primäre Bezugsperson in früher Kindheit. Wenn eine Mutter narzisstische Persönlichkeitszüge hat, werden Bindung und Entwicklung des Kindes entscheidend negativ beeinflusst. Eine adäquate, gesunde Identitätsbildung der Kinder kann kaum erfolgen. Forward (2015) unterscheidet fünf Typen narzisstischer Mütter:

(1) Mütter, die sich in alle Belange des Kindes einmischen, was in der Pubertät zu Konflikten führen kann.
(2) Mütter, die sich auf Kosten der Kinder überall in den Vordergrund stellen.
(3) Mütter, die alle Aspekte im Leben des Kindes kontrollieren und das Kind mit Geschenken und Hilfsangeboten abhängig machen.
(4) Mütter, die selbst bemuttert werden möchten und das Kind zum Rollentausch zwingen.
(5) Mütter, die gewalttätig oder vernachlässigend gegenüber dem Kind sind oder es verraten.

Väterlicher Narzissmus

Väter bieten dem Kind oft wenig emotionale Unterstützung und üben häufig einen dominanten Einfluss auf die Familie aus. Söhne erleben oftmals einen starken Leistungsdruck, während Töchter möglicherweise Kontrolle und Manipulation in der Beziehung als normal ansehen.

Häufig werden Geschwister gegeneinander ausgespielt, indem ein Kind in der Familie die Rolle des Sündenbocks zugeteilt bekommt und ein Geschwisterkind bevorzugt behandelt wird. Durch die entstehende Triangulierung kommunizieren die Kinder nicht mehr miteinander, sondern meistens über den manipulierenden Elternteil (Donaldson-Pressman & Pressman, 1997).

Therapeutische Arbeit mit narzisstischen Bezugspersonen

Der narzisstische Elternteil ist häufig wenig einsichtig für die Änderungsvorschläge von Therapeut:innen. Diese sollten vorbereitet sein auf mögliche Rückschläge und viel Arbeit an der Behandlungsmotivation. Viele narzisstische Eltern haben zudem ein Trauma in ihrer Kindheit erfahren. Für den therapeutischen Prozess kann es wichtig sein, diese zugrunde liegenden Probleme anzusprechen. Während der begleitenden Elternarbeit ist es von entscheidender Bedeutung, auf das Wohl der Kinder zu achten (Donaldson-Pressman & Pressman, 1997).

Elternarbeit bei einem Elternteil mit narzisstischen Persönlichkeitszügen

Ziele der Elternarbeit

- Empathie und emotionale Intelligenz beim Elternteil fördern
- Kommunikationsfertigkeiten des Elternteils verbessern
- das manipulative und missbräuchliche Verhalten gegenüber dem Kind verringern
- eine gesündere Bindung zum Kind fördern
- das allgemeine Familienwohl verbessern

Vorgehen in der Elternarbeit

- **Eine Beziehung aufbauen:** Entscheidend für den Verlauf der Elternarbeit ist der Beziehungsaufbau zum narzisstischen Elternteil, was sich aber als schwierig gestalten kann. Therapeut:innen müssen eine Balance schaffen zwischen dem Validieren der bisherigen Erfahrungen als Eltern und dem vorsichtigen Verändern des problematischen Verhaltens. Es ist wichtig, dass direkte Konfrontationen oder Kritik vermieden werden, weil narzisstische Menschen oft sehr empfindlich sind gegenüber möglichen Kränkungen.
- **Klare Grenzen setzen:** In der Arbeit mit einem narzisstischen Elternteil werden feste Grenzen besprochen und aufrechterhalten. Therapeut:innen sollten Parameter für die therapeutische Beziehung klar definieren und sie ständig während der Behandlung durchsetzen.
- **Kognitive Umstrukturierung**: Dysfunktionale kognitive Bewertungen des Elternteils können angesprochen werden und durch alternative Annahmen ersetzt werden, z. B. dass andere Menschen ebenfalls Bedürfnisse und Meinungen haben, die zählen (Beck & Freeman, 1993).
- **Einen Fokus auf das Kind setzen:** Das Wohl des Kindes wird in den Mittelpunkt der Gespräche gesetzt. Der Elternteil wird ermutigt, die Bedürfnisse des Kindes wahrzunehmen und anzuerkennen.
- **Ressourcen anbieten:** Informationsvermittlung über Bücher oder Weiterbildungen kann helfen, die Beziehung zum Kind zu verbessern.
- **Fokus auf Selbstreflexion setzen:** Die Förderung der Selbstreflexion ist ein wichtiger Baustein in der Therapie mit einem narzisstischen Elternteil. Therapeut:innen können die Eltern anleiten, ihr Verhalten und dessen Wirkung auf die Familiendynamik zu untersuchen. Dieser Prozess sollte schrittweise und mit Sorgfalt gefördert werden, um keine Abwehrreaktionen beim Elternteil auszulösen.
- **Supervision**: Eine Unterstützung durch Fachkolleg:innen ist häufig hilfreich, um die eigenen Emotionen und Herausforderungen zu verarbeiten.

Elternarbeit bei Eltern mit Lernschwierigkeiten oder geistiger Behinderung

Eltern mit Lernschwierigkeiten verfügen in der Regel über kleine soziale Netzwerke und wenig Unterstützung im Umfeld. Sie gehören zu einer der am stärksten isolierten Elterngruppe (Llewellyn et al., 2002). Ablehnende Umweltreaktionen, verschärfte Beobachtung, Ängste, mit ihrem Kind nicht zusammenleben zu dürfen, Armut, psychische Probleme und mangelnder Zugang zu angemessenen Informationen und Materialien gehören zu ihrem Alltag. Zudem stoßen sie häufig auf Widerstände in ihrem sozialen Umfeld oder mangelnde Unterstützung der Großfamilie. Die Inanspruchnahme von familienspezifischen Angeboten und »frühen Hilfen« werden durch Unsicherheiten, Ängste und Vorurteile dieser Eltern belastet (Dübner, 2021).

Wichtig • Sensibler Umgang mit den Eltern

Eltern mit Lernschwierigkeiten profitieren von einfühlsamer und unterstützender Elternarbeit. Die Verbesserung elterlicher Erziehungsfertigkeiten reduziert den Stress der Eltern. Bei einer Unterstützung der mentalen elterlichen Gesundheit sind Eltern besser in der Lage, effektiver für ihr Kind zu sorgen.

Besonderheiten in der Arbeit mit lernbehinderten Eltern

- Es sollte eine gründliche Untersuchung der Fähigkeiten und Einschränkungen der Eltern erfolgen, um bewerten zu können, inwieweit die Behinderung und die daraus erfolgten ablehnenden Umweltreaktionen die elterlichen Kompetenzen und das elterliche, emotionale Wohlbefinden einschränken. Therapeut:innen vermitteln die geplanten Veränderungen im Umgang mit dem Kind deutlich kleinschrittiger und konkreter. Eine mögliche Anpassung an die sprachlichen Kompetenzen ist notwendig. Im Bedarfsfall suchen Therapeut:innen neue Formulierungen oder Beispiele , bis das Gesagte verstanden wird. Die bildliche Sprache, Humor und Metaphern sollten nach Möglichkeit vermieden werden. Es ist wichtig, immer wieder nachzufragen, ob das Gesagte verstanden wurde. Piktogramme können bei der Informationsvermittlung nützlich sein. Therapeut:innen sollten immer wieder überprüfen, ob das Gesagte verstanden wurde.
- Es ist wichtig, die Lebenswelt der Eltern und deren subjektives Erleben zu verstehen, sich darauf einzulassen, ihre Wahrnehmung anzuerkennen und mit dieser weiterzuarbeiten. Die Elternarbeit erfordert die Akzeptanz der Eltern jenseits ihrer Behinderung und beinhaltet, sie nicht aufgrund von auffälligem Verhalten abzulehnen. Das Verhalten gegenüber den Eltern sollte echt und unverfälscht sein. Menschen mit einer Lernbehinderung spüren eine nur vorgetäuschte Wertschätzung.
- Therapeut:innen untersuchen zunächst, inwieweit die Behinderung der Eltern sich auf die Familienbeziehungen auswirkt. Der Familienzusammenhalt wird in gemeinsamen Gesprächen gestärkt.
- Es ist zu empfehlen, die emotionalen und psychologischen Herausforderungen anzusprechen, die mit der Behinderung zusammenhängen, auch Gefühle von Trauer, Angst oder Frustration der Eltern. Frustrierende Kindheitserlebnisse der Eltern müssen besprochen und bearbeitet werden. Mögliche soziale Stigmata der Eltern werden anerkannt und angesprochen. Der Selbstwert der Eltern soll gestärkt und soziale Einstellungen verändert werden, die dazu beitragen, dass die Eltern ein Gefühl von Unzulänglichkeit entwickeln.

Elternarbeit bei Eltern mit Lernschwierigkeiten oder geistiger Behinderung

- ▶ Unrealistische Ziele und Erwartungen der Eltern an das Kind und sein Problemverhalten werden gemeinsam mit Therapeut:innen in realistische Ziele umgewandelt. Die Fähigkeit zur Akzeptanz wird gestärkt.
- ▶ Die Zusammenarbeit mit dem professionellen Hilfesystem wie den familienspezifischen Angeboten (Familienförderung, frühe Hilfen, Beratungsangebote, Bildungsangebote und Kontaktangebote für Eltern, Gruppenangebote, Informationsangebote) wird gefördert.

Wichtig

Es wichtig, die Fähigkeiten der lernbehinderten Eltern zu erkennen und zu stärken, damit sie mit den speziellen und individuellen Herausforderungen der Elternarbeit besser umgehen können, so dass sie sowohl die Elternrolle erfüllen als auch nach ihrem eigenen Wohl schauen können. Es gibt keinen unmittelbaren generalisierbaren Zusammenhang zwischen kognitiven Fähigkeiten und elterlichen Kompetenzen (Pixa-Kettner, 2015).

Elternarbeit mit schwer erkrankten Eltern

Schwer kranke Eltern benötigen in der Kinderpsychotherapie eine einfühlsame und ressourcenorientierte Unterstützung, die ihre eigenen Herausforderungen berücksichtigt, während das Wohl des Kindes im Fokus bleibt. Gezielte psychoedukative, emotionale und praktische Hilfen tragen dazu bei, alle Betroffenen in dieser schwierigen Zeit zu stärken. Elternarbeit wird dabei stets auf die spezifischen Bedürfnisse und Herausforderungen der betroffenen Familie individuell angepasst. Eine unterstützende und einfühlsame Umgebung hilft Eltern, ihre Rolle in der Familie trotz der Krankheit aufrechtzuerhalten und ihre Kinder bestmöglich zu unterstützen.

Informationsvermittlung und Psychoedukation

Eltern werden über Auswirkungen der Belastungen und Einschränkungen durch ihre eigene Erkrankung auf die kindliche Psyche und Entwicklung sowie über typische Reaktionen von Kindern auf elterliche Krankheit (z. B. Ängste, Rückzug, Schuldgefühle) informiert. Therapeut:innen bieten in der Elternarbeit Strategien an, wie Eltern mit schwierigen Gesprächsinhalten umgehen können, z. B. über Krankheit, Prognose oder mögliche Veränderungen im Familienleben. In therapeutischen Familiengesprächen können sich alle Betroffenen über Sorgen und Gefühle offen austauschen. Dies trägt zu einem besseren Verständnis der Situation und zur Stärkung der familiären Beziehungen bei.

Kommunikationstrainings helfen Eltern, offen, kindgerecht und einfühlsam mit ihren Kindern über ihre Krankheit zu sprechen und deren Fragen angemessen zu beantworten, um kindlichen Unsicherheiten und Fantasien vorzubeugen. Sie bekommen Anleitung, wie sie ihrem Kind komplexe Informationen vereinfacht und altersgerecht vermittelt können. Therapeut:innen bieten Unterstützung bei der Vorbereitung solcher Gespräche an, z. B. durch Rollenspiele oder Formulierungshilfen.

Emotionale Unterstützung

Schwer kranke Eltern stehen oft unter enormem emotionalen Druck. Sie erleben eine Vielzahl von Emotionen, darunter Angst, Trauer, Wut und Schuldgefühle. Elterngespräche bieten einen sicheren Rahmen für Eltern, ihre Gefühle auszudrücken und zu verarbeiten. Die Krankheit eines Elternteils kann dazu führen, dass sich betroffene Eltern unsicher fühlen, wie sie mit ihren Kindern umgehen sollen. Elternarbeit stärkt die elterlichen Fähigkeiten, sich trotz der eigenen extremen Belastungen im Zusammenhang mit der eigenen Erkrankung auf die Bedürfnisse des Kindes einzustellen und angemessen auf sie zu reagieren.

Unterstützung bei der Bewältigung von Schuldgefühlen

Schwer kranke Eltern fühlen sich oft schuldig, weil sie das Gefühl haben, nicht ausreichend für ihr Kind da sein zu können. Therapeut:innen zeigen praktische Wege auf, wie sie im Rahmen ihrer Möglichkeiten weiterhin als bedeutsame Bezugsperson präsent und unterstützend sein können.

- In speziellen **Elterntrainings** erlernen betroffene Eltern konkrete Strategien, um ihre Kinder emotional zu unterstützen, mit krankheitsbedingten Grenzen und Konflikten umzugehen.
- Durch **Ressourcenaktivierung** nutzen Eltern ihre eigenen Ressourcen und die ihres Umfelds, um die Herausforderungen der besonderen Belastungssituation zu bewältigen, z. B. durch Rituale, Entspannungstechniken. Eltern werden auch darin erinnert, dass sie für ihr Kind nicht perfekt sein müssen. Eltern, die sich in ihrer Rolle gestärkt fühlen, können dem Kind besser Stabilität geben, selbst in schwierigen Zeiten.

Elternarbeit mit schwer erkrankten Eltern

▶ Elternarbeit kann durch **Förderung der Familienkohäsion** dazu beitragen, die Bindung innerhalb der Familie zu stärken und den familiären Zusammenhalt zu fördern. Gemeinsame Aktivitäten, Familienrituale oder spezielle Interventionen verbessern die Familienkommunikation und -unterstützung auch unter besonderen elterlichen Krankheitsbelastungen.

Vermittlung von Bewältigungsstrategien

Sowohl für Eltern als auch für ihr Kind ist es wichtig, Bewältigungsstrategien für den Umgang mit der elterlichen Krankheit und den damit verbundenen Herausforderungen zu entwickeln. In der Elternarbeit gilt es, effektive Bewältigungsmechanismen gemeinsam zu erarbeiten und anzuwenden.

Netzwerkunterstützung

Eltern benötigen oft zusätzliche Unterstützung, insbesondere wenn die Krankheit ihre Energie und Verfügbarkeit einschränkt. Die Einbindung anderer Unterstützungssysteme, z. B. Selbsthilfegruppen für betroffene Familien oder Unterstützungsangebote durch medizinisches Personal, kann ebenfalls Teil der Elternarbeit sein. Gemeinsam mit den Eltern gilt es, potenzielle Unterstützer:innen zu identifizieren (z. B. Familie, Schulen, soziale Dienste) und bei Bedarf an externe Beratungs- oder Hilfsangebote zu vermitteln (z. B. Selbsthilfegruppen, psychoonkologische Dienste). Praktische Strategien zur Delegation von Aufgaben an andere Familienmitglieder oder das soziale Umfeld können erarbeitet werden. Dies hilft betroffenen Eltern, sich weniger isoliert zu fühlen und zusätzliche Ressourcen zu nutzen.

Zusammenfassung • Spezielle Themen in der Elternarbeit mit schwer erkrankten Eltern

Umgang mit der Erkrankung und dem Tod. Eine schwere Krankheit kann eine unsichere oder ungünstige Prognose haben, die auf Eltern und Kinder psychisch stark belastend wirkt. Sie benötigen Unterstützung, Hoffnung und Akzeptanz in Balance zu halten, die eigene Diagnose zu verarbeiten und ihr Kind auf mögliche gravierende Veränderungen bzw. einen Abschied vorzubereiten.
Kommunikation mit den Kindern. Eltern lernen, altersgerecht über die Erkrankung zu sprechen und die Fragen ihrer Kinder zu beantworten. Therapeut:innen begleiten Gespräche über mögliche Zukunftsszenarien und helfen Eltern, sich darauf vorzubereiten, wie sie das Kind unterstützen können.
Bewältigung von Trauer und Verlust. Eltern und Kinder werden bei der Verarbeitung von Trauer und Verlust begleitet und erhalten Unterstützung bei der Suche nach neuen Lebens- und Sinnperspektiven. Falls es notwendig wird, helfen Therapeut:innen dabei, Trauerbegleitung einzuleiten.
Belastungsmanagement. Eltern lernen Entspannungs- und Stressbewältigungstechniken, um mit den emotionalen Belastungen der Situation umzugehen.

Oftmals ist eine Zusammenarbeit mit anderen Fachleuten von besonderer Bedeutung für die betroffenen Familien. Therapeut:innen unterstützen dabei, die begleitende Elternarbeit in der Kinderpsychotherapie mit anderen Hilfen und Angeboten für Familien mit schwer erkrankten Eltern zu vernetzen, z. B. mit der Sozialberatung oder Selbsthilfegruppen. Dies ermöglicht eine umfassende Unterstützung der Familie.

Elternarbeit bei Familien mit Migrationshintergrund

Der Begriff »Menschen mit Migrationshintergrund« umfasst eine sehr heterogene Gruppe. Menschen mit ausländischen Wurzeln, die selbst in Deutschland aufgewachsen sind, werden ebenso diesem Begriff zugeordnet wie Personen mit eigenen Migrationserfahrungen. Die Belastungen und Anstrengungen sind vielfältig und unterscheiden sich auch zwischen Menschen mit Migrationshintergrund der ersten und zweiten Generation.

Migrationsbezogene Faktoren wie traumatische Erfahrungen vor und während der Migration, Gründe für die Migration, die Erfahrungen mit Fremdenfeindlichkeit und die Probleme zum Erreichen des Aufenthaltsstatus belasten die psychische Gesundheit von Familien ebenso wie der sozioökonomische Statusverlust. Familien mit Migrationshintergrund stehen oft vor der Belastung, ihre kulturelle Identität mit der Integration in die deutsche Gesellschaft zu vereinen und ihre eigene Familienidentität zu entwickeln, was zu besonderen Belastungen führen kann (Rupp & Oberndorfer, 2006). Unterschiedlich kulturell geprägte Wertvorstellungen, Erziehungsziele und Sozialisationspraktiken erschweren Anpassungsprozesse der Kinder in die Gesellschaft. Traditionelle Problemlösestrategien innerhalb der Familie versagen häufig. Familien mit Migrationshintergrund nehmen psychotherapeutische und psychiatrische Versorgungsangebote nur unterdurchschnittlich häufig in Anspruch (Bühring, 2010). Sie gehören zu der Personengruppe »schwer erreichbarer Eltern« (Helfferich, 2001) und haben oftmals mit sozialer Benachteiligung zu kämpfen (Wahl et al., 2006). Dazu kommen Sprachbarrieren der Eltern.

Elternarbeit bei Migrationshintergrund erfordert daher eine vielschichtige Herangehensweise, die vor allem Unterstützung der Familie, Stärkung der Erziehungskompetenz und frühzeitige Förderung der Kinder beinhaltet.

Fünf-Phasen-Modell des Migrationsprozesses

Da die sogenannte Akkulturation (kultureller Anpassungsprozess) die psychische Gesundheit von Familien mit Migrationshintergrund beeinflusst, werden die Phasen, die bei einer Migration durchlaufen werden, näher erläutert. Sluzki (2001) entwickelte das Phasenmodell mit fünf Stadien des Migrationsprozesses.

(1) **Vorbereitung zu Migration:** Die Migration wird vorbereitet und Informationen zur Entscheidungsfindung werden eingeholt. In viele Familien wird wenig geplant und oft wird keine gemeinsame familiäre Entscheidung getroffen. Neben Vorfreude und Hoffnung bestehen auch Unsicherheit und Ängste.

(2) **Überkompensierungsphase:** Nach der Migration wird anfänglich eine Phase der Euphorie durchlebt. Die Familien sind darauf bedacht, das Alltagsleben zum Laufen zu bringen, verleugnen Unstimmigkeiten und Widersprüche (Honeymoon-Phase).

(3) **Phase der Dekompensation:** Die Familien beginnen, die Herausforderung der Anpassung und Integration intensiver wahrzunehmen. Persönliche Defizite und dysfunktionale Bewältigungsstrategien werden offensichtlich. Konflikte bestimmen den Alltag.

(4) **Erholungsphase:** Die Anpassung an neue Herausforderungen fängt an. Familien beginnen, sich in die Gesellschaft zu integrieren. In dieser Phase wird abgewogen, was von der Herkunftsgesellschaft beibehalten und was von der Aufnahmegesellschaft übernommen werden soll.

(5) **Phase der generationsübergreifenden Anpassungsprozesse:** Die Familie fühlt sich in der neuen Umgebung sicher und integriert, ohne dabei ihre kulturelle Identität aufzugeben. Eine Bikulturalität oder eine neue Identität ist entstanden. Noch offene Migrationskonflikte und fehlende Anpassungsleistungen werden in der zweiten Generation erbracht.

Elternarbeit bei Familien mit Migrationshintergrund

Vorgehen in der Elternarbeit mit Familien mit Migrationshintergrund

- **Kultursensitivität** ist die unbedingte Voraussetzung für psychotherapeutische Elternarbeit bei Migrationshintergrund. Kultursensitivität beschreibt einen Zustand der erhöhten Reflexionsbereitschaft und kritischen Haltung gegenüber der eigenen Arbeit und Unvoreingenommenheit zu den Anliegen der Familien (Gavranidou & Abdallah-Steinkopff, 2007). Ebenso ist eine interkulturelle Kompetenz erforderlich. Darunter wird eine Kenntnis über die eigenen Wertvorstellungen verstanden sowie das Wissen, dass die eigene Kultur von bestimmten Lebensbedingungen abhängig ist und daher nicht universell gültig sein kann.
- **Psychoedukation:** Bei Heilungsvorstellungen, Behandlungszielen, Diagnosestellung und Vermittlung eines Erklärungsmodell sind kulturübergreifende Gemeinsamkeiten festzustellen (Gavranidou & Abdallah-Steinkopff, 2007). Die Eltern haben auch eigene Krankheits- und Heilungsvorstellungen. Diese sollten besprochen und in Bezug zu den hier geltenden Krankheits- und Heilungsmodellen gesetzt werden.
- In der Phase der Dekompensation sind Familien oft ambivalenten Gefühlen ausgesetzt, ob sie in die Heimat zurückkehren wollen. Sie haben Angst, die Kinder an »die deutsche Gesellschaft zu verlieren« (Adam, 2004). Der familiale Zusammenhalt hat einen hohen Stellenwert in Migrationsfamilien. Eltern und Geschwister sind für Jugendliche mit Migrationshintergrund sehr wichtig (Spieß & Walper, 2016). Auch spielen Gehorsam und Konformität bei vielen Migrationsfamilien eine zentrale Rolle. Die kindliche Autonomie hat eine geringere Bedeutung (Citlak et al., 2008). Eine Vielzahl der Familien kommt aus Kulturen mit einer kollektivistischen Werteorientierung. Aus Mangel an staatlicher Unterstützung sorgt die Gemeinschaft für den Einzelnen (Hofstede, 2004). Hier können in den Elterngesprächen **Adaptionshilfen an unsere Kultur** vermittelt werden. Zum Beispiel kann die Freizeitgestaltung der Kinder und Jugendlichen mit Migrationshintergrund angepasst werden (Vereinssport, Tanz- oder Theatergruppen). Das elterliche Zulassen von interethnischen Freundschaften ihrer Kinder stellt ein wichtiges Thema in Elterngesprächen dar. Die Erziehungsfähigkeit der Eltern sollte gestärkt werden.
- Die Entwicklung einer **Familienperspektive** ist ein wichtiger Aspekt der Elternarbeit. Das Wechselspiel muss verdeutlicht werden, wie Eltern ihre Kinder transnational erziehen können und wie die Kinder in dieser Familie reagieren, wenn sie in einem transnationalen sozialen Umfeld aufwachsen. Langfristige Ziele für die Familie wie Schullaufbahn und Ausbildung der Kinder oder die zukünftige finanzielle Planung der Familie können gemeinsam mit der Familie erarbeitet werden (Sun, 2013).
- Die **Potenziale und Kompetenzen der Transnationalität** können erarbeitet und bewusst gemacht werden (Reisenauer, 2020).
- Mögliche **traumatische Erfahrungen** der Familie müssen erfragt und bearbeitet werden.
- Viele Familien sind sozial benachteiligt, aber von den Hilfsangeboten wie Familienbildung oder Erziehungsberatungsstellen nur schwer zu erreichen (Helfferich, 2001). In der Elternarbeit können ihre **Ängste** thematisiert werden und so der Zugang zu den Hilfesystemen erleichtert werden.
- Die Bundespsychotherapeutenkammer schlägt vor, Familien mit nicht ausreichenden Deutschkenntnissen eine **muttersprachliche Psychotherapie** anzubieten.

Die elterliche Entfremdung bei hoch konflikthaften Trennungen

Bei hoch konflikthaften Trennungen werden Fälle beobachtet, in denen Eltern versuchen, den anderen Elternteil vom Umgang und der Erziehung des Kindes ausgrenzen und das Kind dem anderen Elternteil zu entfremden. Das Kind steht in einem starken Loyalitätskonflikt und sein Umgang mit dem anderen Elternteil ist dadurch massiv erschwert (Andritzky, 2003).

Ein Elternteil wird dabei massiv abgewertet. Es gibt nur unsinnige oder widersprüchliche Begründungen für diese Ablehnung. Dem Kind fehlen eine ambivalente Einstellung sowie Schuldgefühle gegenüber dem abgelehnten Elternteil. Obwohl das Kind stark beeinflusst wird, behauptet es häufig, dass es die Ablehnung des Elternteils selbst entschieden hat. Meist wird die Feindseligkeit auf die komplette Familie des zurückgewiesenen Elternteils übertragen. Baker und Sauber (2012) weisen auf 16 primäre Entfremdungsstrategien hin, die in solchen Fällen auf Elternebene beobachtet werden können:

- Schlechtreden
- Verhinderung von Kommunikation
- Gefährlichkeit des anderen Elternteils postulieren
- das Kind in die erwachsenen Belange hineinziehen
- einen Stiefelternteil als »Mama« oder »Papa« zu bezeichnen
- Autorität des anderen Elternteils untergraben
- Kontaktreduzierung
- Liebesentzug
- dem Kind Entscheidungen zum Umgang aufzwingen
- das Kind zum Ausspionieren des anderen Elternteils anhalten
- medizinische, schulische oder andere wichtige Informationen dem anderen Elternteil vorenthalten
- Strafen für das Kind
- Störung der Kommunikation
- dem anderen Elternteil die elterliche Liebe gegenüber dem Kind absprechen
- den anderen Elternteil nur noch beim Vornamen nennen
- Namensänderung des Kindes

Diese Botschaften dienen dem entfremdenden Elternteil als eine Art emotionale Überlebensstrategie in einer überfordernden Lebenssituation, meist verbunden mit einer noch nicht verarbeiteten Konfliktvergangenheit in der Partnerschaft. Das Kind wird als Halt, Partnerersatz bzw. einziger kontrollierbarer Bestandteil der neuen familiären Situation überlebenswichtig. Da Kontakte des Kindes zum anderen Elternteil mit starken elterlichen Verlustängsten verbunden sind, wird der Umgang bewusst oder unbewusst erschwert bzw. verhindert. Dem Kind wird durch verschiedene verbale und auch nonverbale Botschaften ein negatives Bild vom anderen Elternteil vermittelt, was wiederum intensive Loyalitätskonflikte fördert. Häufig kommt es zudem zur Instrumentalisierung von Familienmitgliedern und zu regelrechten Lagerbildungen.

Die massive und über Monate andauernde Entfremdung durch einen entfremdenden Elternteil muss von einer kurzzeitigen, vom Kind ausgehenden Entfremdung unterschieden werden, welche manchmal bei Trennungen beobachtet wird. Sie dient dem Kind als eine Form der »normalen« Trennungsverarbeitung.

Die elterliche Entfremdung bei hoch konflikthaften Trennungen

Neutralität bewahren

Wichtig ist, dass Therapeut:innen ein Mitagieren mit dem entfremdenden Elternteil vermeiden. Auch müssen andere Ursachen für eine Entfremdung bzw. einen berechtigen Schutz des Kindes, wie körperlichen oder seelischen Missbrauch, Misshandlungen, Vernachlässigung, Demütigungen oder Kränkungen des Kindes, zuvor in einer umfassenden Diagnostik ausgeschlossen werden.

Therapeutisches Vorgehen

Es soll vermieden werden, allein mit dem ausgrenzenden Kind und dem ausgegrenzten Elternteil zu arbeiten. Unglücklicherweise wird diese Form der Intervention häufig vom Gericht angeordnet und ist sehr gebräuchlich. Die Therapiesitzung bietet dem Kind wenig Schutz vor dem möglicherweise zornigen oder gekränkten Elternteil und dem entfremdeten Elternteil wenig Schutz vor dem negativ beeinflussten Kind. Da diese Art der Intervention nicht die Möglichkeit hat, die Loyalität des Kindes zum agierenden Elternteil zu verändern, ist sie nicht zu empfehlen.

Stattdessen ist es sehr wichtig, in Einzelarbeit jeden Elternteil in der individuellen emotionalen Bedürftigkeit anzunehmen und einen ersten therapeutisch begleiteten Raum zu eröffnen, in dem die Ehe bzw. Partnerschaft mit allen Kränkungen, Enttäuschungen und emotionalen Verletzungen auch psychisch beendet werden kann. Trennungsarbeit benötigt auch die Möglichkeit für Trauerprozesse um verlorene Hoffnungen und Illusionen. Erst wenn es Eltern gelingt, Projektionen und Spaltungen zu erkennen und sich mit diesen auseinanderzusetzen, können sie mit emotionaler Stärke in der Selbstreflexion angeleitet werden, sich mit den dysfunktionalen Aspekten ihrer Entfremdungstendenzen empathisch konfrontieren zu lassen. Dies unterstützt einen Selbstfindungsprozess auf der individuellen Ebene zu einer neuen Lebensgestaltung.

Im zweiten Schritt sind gemeinsame Sitzungen mit den Eltern sinnvoll, was zu einer möglichen Entschärfung der Ausgrenzungsprozesses führen kann. Dem agierenden Elternteil sollte bewusst gemacht werden, welcher Schaden durch die Aktionen beim Kind entsteht. Mit dem für Borderline-Therapien wichtigen ausgewogenen Verhältnis von Konfrontation und Empathie lassen sich entfremdende Eltern am ehesten erreichen (Andritzky, 2003). Eventuell benötigt ein Elternteil eigene psychotherapeutische Gespräche.

Tipp

Die Ressourcen der generationsübergreifenden Familie können genutzt werden, um das Ausgrenzen des Elternteils zu entschärfen.

Manchmal besteht wenig Bereitschaft des entfremdeten Elternteils zur Zusammenarbeit, besonders wenn der Elternteil die Elternarbeit als Bedrohung empfindet. In schwerwiegenden Fällen sind Überlegungen und Entscheidungen unerlässlich, das Kind ggf. aus dem entfremdeten und geschlossenen System zu holen.

INFO 23 • Ⓥ

Eltern mit Fachwissen aus dem Internet

Es ist inzwischen üblich, dass sich Eltern im Internet über Symptome, Diagnosen und Behandlungsmethoden informieren. In zahlreichen internationalen oder nationalen Foren treffen sich Eltern, deren Kinder an bestimmten psychischen Erkrankungen erkrankt sind. In den ersten Elterngesprächen ist daher für Therapeut:innen hilfreich, nach möglichen Informationsquellen der Eltern im Internet zu fragen. Auf der einen Seite kann es für die Elterngespräche nützlich sein, wenn sich die Eltern so bemüht informieren. Auf der anderen Seite sind diese Informationen häufig schwierig und herausfordernd für die Elternarbeit, da sich manche Eltern durch Fehlinformation oder Halbwissen in Internetseiten und Foren beeinflussen lassen und dadurch wenig kooperativ sind.

Vorgehensweise für Therapeut:innen

- Wertschätzung und Respekt gegenüber den Anstrengungen und Bemühungen der Eltern sollte gezeigt werden. Es ist wichtig, den Eltern Raum zu geben, ihre Sichtweisen und Beobachtungen mitzuteilen. Es empfiehlt sich, gut zuzuhören und offene Fragen zu stellen. Eltern sollen über die therapeutischen Ansätze und Beobachtungen informiert werden und die Vorgehensweise und Entscheidungen sollen nachvollziehbar gemacht werden.
- Es empfiehlt sich, eine therapeutische Allianz oder Partnerschaft mit den Eltern zu schließen, in der beide Seiten ihr Wissen und ihre Theorien einbringen. Gemeinsam arbeiten beide Seiten an Lösungen und Zielen für das Kind. Ein konstruktiver Umgang mit den unterschiedlichen Ansichten kann zu einem gemeinsamen Konsens führen und die Therapie zielführend weiterbringen.
- Es ist wichtig, den Eltern gegenüber Verständnis zu zeigen. Aber Falschinformationen aus dem Internet oder den Foren sollten kritisch reflektiert werden. Falsches Wissen sollte in einer freundlichen Weise richtiggestellt werden, ohne dass Eltern sich beleidigt fühlen.
- Therapeut:innen vermitteln das eigene spezifische Fachwissen in einer verständlichen Art und Weise und bieten seriöse Informationsquellen als Alternativen an.
- Im Austausch mit den Eltern empfiehlt es sich, gelassen zu bleiben und die Kontrolle über die Gestaltung der Therapie zu bewahren. Therapeut:innen setzen fachlich fundiert Grenzen gegenüber nicht umsetzbaren Elternwünschen.

Tipp

Eine Supervision oder ein kollegialer Austausch helfen beim Reflektieren.

AB 2 • (R)

Selbstreflexion: Grundhaltung, Planung und Umgang mit herausfordernden Situationen

Bitte nehmen Sie sich etwas Zeit, um sich den folgenden Impulsfragen zuzuwenden.

Welche Grundhaltung haben Sie zum Einbezug von Eltern in die Psychotherapie von Kindern und Jugendlichen? Welche Gründe sprechen für Sie für begleitende Elternarbeit, welche dagegen?

....

....

Wie können Sie sich vor destruktiven Eskalationen im Elterngespräch bei hoch konflikthaften Elternpaaren schützen? Was lösen derartige Eskalationen in Ihnen aus?

....

....

Bemerken Sie bei sich Vorlieben, mit bestimmten Elternteilen lieber zu arbeiten als mit anderen? Welche biografischen Anker bzw. eigenen Erfahrungen mit Ihren Eltern könnten dabei eine Rolle spielen?

....

Wie gehen Sie damit um, wenn Eltern die Psychotherapie für ihr Kind bei Ihnen abbrechen?

....

....

Welche Haltung nehmen Sie gegenüber psychisch kranken Eltern in der begleitenden Elternarbeit ein?

....

....

Wie gehen Sie mit anhaltendem Widerstand von Eltern in den Elterngesprächen um?

....

....

Was löst der Umgang mit schwer erkrankten Eltern in der Elternarbeit bei Ihnen persönlich aus?

....

3 Wie sieht ein idealer Ablauf begleitender Elternarbeit aus?

Dieses Kapitel ermöglicht einen Überblick über verschiedene Abläufe in der begleitenden Elternarbeit. Die dargestellten Modelle aus verschiedenen Therapierichtungen stellen eine Orientierungshilfe für die Einbindung von bedeutsamen Bezugspersonen in die psychotherapeutische Behandlung eines Kindes oder Jugendlichen dar. Dabei erweist sich eine aufeinander bezogene Vorgehensweise von Phase zu Phase als hilfreich. Dies schließt jedoch in manchen Fällen ein rekursives Konzept nicht aus. Die Darstellung von verschiedenen Abläufen begleitender Elternarbeit sensibilisiert Therapeut:innen für die unterschiedlichen Anforderungen und manchmal auch Fallstricke in verschiedenen Phasen der Behandlung der ihnen anvertrauten Therapiekinder und deren Familien.

Informations- und Arbeitsblätter dieses Kapitels

INFO 24 Diagnostik- und Orientierungsphase: Basis für die Planung von Elternarbeit
Auf diesem Informationsblatt steht die Diagnostik- und erste Orientierungsphase im Fokus, da sie übergreifend für alle Richtlinienverfahren die Basis für die weitere Planung von Elternarbeit bildet.

INFO 25 Ablauf begleitender Elternarbeit im ambulanten Setting
Das Informationsblatt bietet eine erste Annäherung an einen möglichen Ablauf begleitender Elternarbeit in der ambulanten Kinderpsychotherapie. Dabei werden für die verschiedenen Therapiephasen jeweils wichtige Themenbereiche aufgezeigt. Daran anschließend finden sich allgemeine Erfolgsfaktoren für begleitende Elternarbeit.

INFO 26 Ablauf begleitender Elternarbeit in der psychodynamischen Kinderpsychotherapie
Auf diesem Informationsblatt werden zwei Modelle begleitender Elternarbeit in der psychodynamischen Kinderpsychotherapie vorgestellt. Wichtige Aufgaben für Eltern und Therapeut:innen in den jeweiligen Phasen der Psychotherapie des Kindes werden benannt.

INFO 27 Ablauf begleitender Elternarbeit in der Verhaltenstherapie
Dieses Informationsblatt widmet sich einem Phasenmodell, das die Verbindungen verschiedener Subsysteme und Implikationen für die jeweiligen Abschnitte der verhaltenstherapeutischen Behandlung verdeutlicht.

INFO 28 Phasen im systemischen Eltern-Coaching
Eltern-Coaching wird in der systemischen Kinderpsychotherapie als unverzichtbarer Baustein angesehen. Rahmenbedingungen und Aspekte verschiedener Phasen des Coachings von Eltern werden auf diesem Informationsblatt thematisiert.

INFO 29 Ablauf begleitender Elternarbeit im Schema-Coaching
Das Neun-Schritte-Modell schemabasierter begleitender Elternarbeit wird hier vorgestellt.

AB 3 Selbstreflexion: Planung und Gestaltung begleitender Elternarbeit
Begleitende Elternarbeit erfordert eine achtsame Planung über den gesamten Behandlungsverlauf sowie viel Sensibilität für die Erfordernisse und Bedürfnisse aller Beteiligten. Anhand der Impulsfragen können Therapeut:innen überprüfen, welche Haltungen sie in verschiedenen Behandlungsphasen bei sich selbst wahrnehmen und wie sich dies auf die Gestaltung begleitender Elternarbeit auswirkt.

INFO 24 • V

Diagnostik- und Orientierungsphase: Basis für die Planung von Elternarbeit

Therapeut:innen stehen zu Beginn der Behandlungsplanung zunächst vor der Aufgabe, sich einen Überblick über die psychische Störung des Kindes zu erarbeiten. In einer multimodalen und multiaxialen Verhaltens- und Psychodiagnostik werden psychische Auffälligkeiten der Indexpatient:innen auf den Ebenen Denken, Affekte, Verhalten, körperlicher, individueller sowie psychosozialer Bedingungen erfasst, die im Zusammenhang mit Genese und Aufrechterhaltung der vorliegenden psychischen Störung stehen. Als Informationsquellen gelten neben den Indexpatient:innen selbst auch Personen aus unmittelbaren Subsystemen (wie Erzieher, Lehrer, Trainer des Kindes) sowie Eltern bzw. Hauptbezugspersonen. Darauf baut eine differenzierte Indikationsstellung, Prognoseeinschätzung und konkrete Planung von psychologischen, psychosozialen und ggf. medizinischen Interventionen auf (vgl. Döpfner & Petermann, 2012).

Parallel dazu richtet sich der Fokus bereits zu Beginn der Kontaktaufnahme auf elterliche sowie familiäre Bedingungen, um den Grundstein für die begleitende Elternarbeit legen zu können. Eine umfassende Familiendiagnostik dient als Grundlage für die Planung von Elternarbeit. Bisherige dysfunktionale Familienfunktionen gilt es zu unterbrechen, welche einen Einfluss auf das Störungsbild des Kindes bzw. Jugendlichen haben oder es aufrechterhalten. Die Familienbewertung wird in die anderen Ergebnisse der psychiatrischen Beurteilung integriert, um dann zu entscheiden, welche Auswirkung der familiäre Einfluss hat und welche Rolle der Familie bzw. den Eltern in der weiteren therapeutischen Behandlung des Kindes bzw. Jugendlichen zukommt. Einige zentrale diagnostische Schwerpunkte in dieser wichtigen Diagnostik- und Orientierungsphase (American Academy of Child and Adolescent Psychiatry, 2007) sind:

- Familiengeschichte und gegenwärtige Familiensituation (sozioökonomische Umstände, Erkrankungen der Familie, veränderte Familienstruktur, demografische Daten etc.)
- Beobachtung der Interaktion des Kindes mit seinen Bezugspersonen (z. B. Kommunikationsmuster, Umgang mit Gefühlen)
- Erkenntnisse zur Familienfunktion (mittels Genogramm- oder Zeitachsenerstellung)
- Explorationen von einzelnen Familienmitgliedern, Subgruppen oder der gesamten Familie (auch die Abwesenheit eines Familienmitglieds kann wichtige Informationen liefern)
- Erweiterung der Exploration auf weitere enge Bezugspersonen des Kindes bzw. Jugendlichen zur Entwicklung eines umfassenden Verständnisses der ganzen Familie im Kontext des Störungsbildes
- Familieninterview zu Familienstruktur, familiärer Kommunikation, »Familienmythen« oder Glaubenssätzen der Familie, familiären Risikofaktoren, Erziehungsstilen, bisherigen Erziehungstechniken, akuten familiären Belastungen, psychosozialen Bedingungen, spezifischen Erkrankungen und familiären Anpassungsprozessen an die Entwicklungsbedürfnisse des Kindes bzw. Jugendlichen
- Beziehungsgeschichte der Eltern, Familiengeschichte, individuelle Entwicklungsgeschichte bedeutsamer Bezugspersonen sowie Genese von familiären, psychischen Störungen
- kulturelle Unterschiede innerhalb der Familie, Stil der emotionalen Ausdrucksweise und familiäre Werte

Gleichzeitig stehen Therapeut:innen in dieser wichtigen Orientierungsphase vor der Aufgabe, Motivation zur aktiven Mitarbeit und Änderungsbereitschaft der Eltern zu prüfen, Barrieren und Widerstände zu erkennen und ein gemeinsames therapeutisches Arbeitsbündnis zu erarbeiten.

Ablauf begleitender Elternarbeit im ambulanten Setting

Überblick über den Ablauf der begleitenden Elternarbeit in der ambulanten Kinderpsychotherapie
Im Folgenden wird ein allgemeiner Rahmen begleitender Elternarbeit in der ambulanten Kinderpsychotherapie aufgespannt, der einige typische Schwerpunkte der Elternarbeit umfasst.
Anfangsphase mit erster Erkundung und Abklärung. Dem Erstgespräch wird eine besondere Bedeutung beigemessen. Hier erfolgt

- eine Abklärung des Vorstellungsanlasses sowie den Erwartungen der Eltern an die Behandlung ihres Kindes,
- ein erstes gegenseitiges Kennenlernen,
- die Klärung der Motivation zur Zusammenarbeit und der Rahmenbedingungen der Therapie.

Der bisherige Leidensweg der Familie mit den psychischen Auffälligkeiten des Kindes, ein Überblick über die Symptomatik des Therapiekindes, Vorerfahrungen mit Behandelnden sind dabei ebenso wichtig wie Ängste und Erwartungen der Eltern an die psychotherapeutische Behandlung ihres Kindes. Ein erster Aufbau einer vertrauensvollen Beziehung zwischen Eltern und Therapeut:innen wird angestrebt. Therapeut:innen geben Informationen zur Kinderpsychotherapie und Elternarbeit.

Therapiebeginn mit Diagnostik und vertiefendem Beziehungsaufbau. Die vertiefende Erhebung der Entwicklungsgeschichte sowie des familiären Umfelds des Kindes, eine diagnostische Einordnung der psychischen Probleme des Kindes sowie eine detaillierte Erhebung der Anamnese (familiäre Situation, Entwicklungsgeschichte des Kindes, aktuelle Probleme) stehen in dieser Phase im Vordergrund. Eine Absprache und Festlegung von Therapiezielen und -häufigkeit bzw. dem Setting erfolgt. Eltern gelten dabei als wichtige Expert:innen für ihr Kind und seine Probleme. Sie entwickeln in dieser Behandlungsphase bestenfalls eine positive Einstellung zur Therapie und zur Veränderung ihres Kindes, damit sie mit den Therapeut:innen vertrauensvoll und effektiv zusammenarbeiten können. Sie verstehen dann die Ursachen der psychischen Probleme des Kindes sowie möglicherweise ihren eigenen Anteil daran besser. Es werden Lösungen aufgezeigt, wie sie mit den Belastungen und Herausforderungen umgehen lernen können, die mit dem Störungsbild des Kindes einhergehen. Ein geeigneter Behandlungsplan für das Kind und die therapiebegleitende Elternarbeit wird erstellt und transparent gemacht.

Mittlere Therapiephase mit therapeutischen Interventionen und Unterstützung. In regelmäßigen Elterngesprächen erhalten Eltern Informationen über den Therapieverlauf und die Fortschritte des Kindes. Erzieherische Handlungsansätze werden reflektiert. Elternberatung und -training zu relevanten Erziehungsthemen kann stattfinden. Das Erlernen konkreter erzieherischer Fertigkeiten und Verhaltensweisen führt zu einer Stärkung der elterlichen Erziehungskompetenz. Elterntrainingsmodule zu Themen wie Kommunikation, Grenzen setzen, positive Verstärkung, Umgang mit schwierigen Situationen können je nach Störungsbild des Kindes bzw. je nach Bedürfnissen der Familie integriert werden. Eine gute Eltern-Kind-Beziehung wird gefördert. Eltern erhalten Unterstützung in ihrer eigenen Rolle und werden in die therapeutischen Übungen und Techniken einbezogen. Es kann Veränderungsarbeit an den familiären Beziehungen und Interaktionsmustern stattfinden. Elterliche Fähigkeiten im Umgang mit den Bedürfnissen des Kindes, insbesondere bei der Bewältigung von Verhaltensproblemen oder emotionalen Schwierigkeiten, werden gestärkt. Ein unterstützendes und stabiles familiäres Umfeld kann sich etablieren. Krisenintervention und Unterstützung bei Bedarf ist möglich. Eltern erlangen dadurch ein vertieftes Verständnis für das Verhalten und die Probleme ihres Kindes. Sie entwickeln neue und hilfreiche Erziehungsmethoden. Familiäre Konflikte werden gelöst. Eltern und Kind lernen, mit Konflikten und Belastungen umzugehen.

Ablauf begleitender Elternarbeit im ambulanten Setting

Abschlussphase mit Konsolidierung, Vorbereitung der Therapiebeendigung. Gegen Ende der Kinderpsychotherapie erfolgt eine abschließende Reflexion des Therapieverlaufs und der erreichten Therapieziele. In dieser Behandlungsphase können Eltern und Kind die Therapieerfolge in ihren Alltag integrieren. Sie haben gelernt, mit den störungsimmanenten Herausforderungen, Belastungen und Konflikten umzugehen und setzen neue, adaptive Bewältigungsstrategien zunehmend besser um. Die erreichten Veränderungen erweisen sich als stabil. Eltern und Kind werden in dieser Abschlussphase schließlich auf die Beendigung der Kinderpsychotherapie vorbereitet. Der Abschied wird vorbereitet und transparent gemacht.

Beendigung der Kinderpsychotherapie und Elternarbeit mit Rückfallprophylaxe und bei Bedarf Nachsorgeangebot. Es findet eine gemeinsame, abschließende Reflexion über die Fortschritte des Kindes und die Erreichung der Therapieziele statt. Eine Planung für die Zeit nach Abschluss der Therapie wird gemeinsam erarbeitet. Strategien zur Vermeidung möglicher Rückfälle oder Herausforderungen nach Abschluss der Therapie werden thematisiert. Eltern werden ermutigt, die erworbenen Fähigkeiten und Einsichten langfristig beizubehalten und weiterzuentwickeln, um die langfristige Stabilität des Kindes zu unterstützen.

Allgemeine Erfolgsfaktoren der Elternarbeit

- **Regelmäßiger Austausch:** Regelmäßige Gespräche zwischen Therapeut:innen und Eltern sind wichtig, um den Therapieverlauf zu verfolgen, und die Eltern bei der Umsetzung der erlernten Inhalte zu unterstützen.
- **Klare Kommunikation:** Therapeut:innen sollten klar und verständlich mit Eltern kommunizieren und auf ihre Fragen und Anliegen eingehen.
- **Praktische Relevanz:** Die Inhalte der Elternarbeit sollten praxisnah und relevant für den Alltag der Eltern bzw. der Familie sein.
- **Einbeziehung beider Elternteile:** Wenn möglich, sollten bei Vorliegen eines traditionellen Familienmodells beide Elternteile an der Elternarbeit teilnehmen. Bei alternativen Familienmodellen erweist es sich auch als sehr hilfreich, bedeutsame Bezugspersonen für das Kind in die Elternarbeit zu integrieren. Garstick (2019) weist auf die Bedeutung eines gesunden triadischen Entwicklungsraumes mit einer lebendigen Dreiecksbeziehung zwischen Bezugspersonen und Kind hin. Er plädiert dafür, besonders Väter psychoedukativ abzuholen und es ihnen zu ermöglichen, sich als aktiv Handelnde und Mitgestalter im Psychotherapieprozess ihrer Kinder erleben zu können. So kann der Vater zum konstruktiven Dritten werden und dadurch Triangulierungen in der Dyade zwischen Mutter und Kind ermöglichen. Das Therapiekind benötigt sowohl von der Mutter als auch vom Vater die ausdrückliche Erlaubnis, sich im geschützten Therapiesetting entwickeln zu dürfen.
- **Positive Verstärkung:** Eltern sollten für ihre Fortschritte und Bemühungen kontinuierlich gelobt und bestärkt werden.

Ablauf begleitender Elternarbeit in der psychodynamischen Kinderpsychotherapie

Aus psychodynamischem Blickwinkel werden verschiedene Behandlungsphasen der begleitenden Elternarbeit beschrieben (z. B. Althoff, 2017; Grieser, 2018; Novick & Novick, 2017; Ornstein & Rass, 2014). Für die klinische Arbeit mit Eltern in der Kinderpsychoanalyse ist die Integration der Eltern von Beginn an in die Gesamtstruktur der Behandlung des Kindes wichtig. Zahlreiche Faktoren von äußeren Umständen und biografischen Aspekten haben gravierenden Einfluss auf die sich entwickelnde Persönlichkeit und psychische Gesundheit eines Kindes bzw. Jugendlichen, die mit den Bezugspersonen zusammenhängen.

Elternarbeit ist fester Bestandteil im gesamten Behandlungsprozess des Kindes bzw. Jugendlichen und beruht auf einer wechselseitigen respektvollen und vertrauensbasierten Zusammenarbeit mit Eltern. Dies verbessert die therapeutische Arbeit mit dem Kind entscheidend. Selbst in der Zusammenarbeit mit Familien, die einen schweren Störungsgrad aufweisen, ist es sehr wichtig, Eltern in ihrer primären Liebe zu ihrem Kind zu bestätigen und zu unterstützen. Elternschaft wird als normale Entwicklungsphase des Erwachsenenaltes angesehen, in der lebenslang komplexe Eltern-Kind-Interaktionen stattfinden. In der Kinderpsychoanalyse von Kindern und Jugendlichen geht es primär um die Wiederaufnahme der progressiven Entwicklung der Kinder bzw. Jugendlichen. Dabei soll Elternarbeit aber auch dazu beitragen, die Eltern-Kind-Beziehung dahingehend zu unterstützen, dass dieses Miteinander zu einer lebenslangen positiven Ressource für alle Beteiligten werden kann. Basis für eine nachhaltige kontinuierliche Elternarbeit sind Aspekte der therapeutischen Bündnisgestaltung mit spezifischen Aufgaben über den gesamten Behandlungsverlauf hinweg, bei denen Eltern verschiedene Subphasen der Elternschaft durchlaufen. Eltern werden darin unterstützt und angeleitet, von einer meist »geschlossenen« zu einer offenen-systemischen Selbstregulation zu wechseln. Hierbei kommt das gesamte Repertoire psychoanalytischer Interventionen zur Anwendung.

- In der **Erkundungsphase** verschaffen sich Therapeut:innen einen ersten Eindruck von den bedeutsamen Bezugspersonen des Therapiekindes. Sie erkunden die elterliche Entwicklungs- und Umstellungsbereitschaft, Ängste und Widerstände, Einstellung zur therapeutischen Behandlung ihres Kindes sowie deren Bereitschaft zur aktiven Mitarbeit.
- Diese Phase der Diagnostik und Auswertung mündet schließlich in einer Behandlungsempfehlung von Therapeut:innen, an die sich die **Phase der Vereinbarung des Rahmens** mit einer konkreten Planung einer längerfristigen Zusammenarbeit sowie Verhandlungen über den Rahmen bzw. das Setting (Vertragsebene, Ebene der technischen Regeln, symbolische Dimensionsebene) der Kinderpsychotherapie und Elterngespräche anschließt. Auch wenn Eltern das Behandlungsangebot angenommen haben, sollten Therapeut:innen sich darauf einstellen, dass gerade in dieser Phase der Konkretisierung der Elternarbeit Eltern nicht selten das therapeutische Bündnis aus den verschiedensten Widerstandsgründen in Frage stellen. Elterliche Ängste und Befürchtungen sollten also gerade in dieser Phase achtsam thematisiert werden. Eine effektive Rahmengestaltung bietet eine gute Grundlage für eine wirkungsvolle Elternarbeit über den gesamten Behandlungsverlauf des Kindes bzw. Jugendlichen.
- Zentrale Bündnisaufgabe der Eltern in der **Anfangsphase der Psychotherapie** besteht einerseits im Zulassen der Beziehung ihres Kindes zu Therapeut:innen und andererseits besonders bei jüngeren Patient:innen in der Akzeptanz der körperlichen Trennung. Therapeut:innen sollten in dieser Phase Eltern darin unterstützen, ihre Blockaden zu erkennen und zu überwinden. In regelmäßigen Elterngesprächen sollten Therapeut:innen Eltern einen vertrauensvollen Rahmen bieten, um mit ihnen über mögliche Gefühle von Traurigkeit, Ausgeschlossensein und Verlassenheit, aber auch

Ablauf begleitender Elternarbeit in der psychodynamischen Kinderpsychotherapie

Ärger, Kränkung oder Erschöpfung zu sprechen. Es ist wichtig, dass Eltern sich verstanden und angenommen fühlen.

- In der **mittleren Therapiephase** ist eine Kontinuität der Elterngespräche absolut notwendig und darf von Therapeut:innen nicht aus dem Blick verloren werden. Eltern stehen nun vor der Aufgabe, ihrem Kind Individuation und Autonomie zu erlauben. Dies aktiviert bei Eltern nicht selten verschiedene Ängste (z. B. verlassen zu werden, die Liebe ihres Kindes zu verlieren, in Einsamkeit alt werden zu müssen). Sie sehen sich mit der Aufgabe konfrontiert, eine zunehmende altersangemessene psychische Ablösung ihres Kindes auszuhalten und es darin auch noch zu unterstützen. Oftmals stehen sie vor der Suche nach einer neuen Sinnhaftigkeit in der Partnerschaft sowie im Berufs- oder Privatleben ohne unmittelbaren Versorgungsauftrag ihres Kindes. Für Therapeut:innen besteht eine der wichtigsten Aufgaben in dieser mittleren Therapiephase darin, eine achtsame, funktionale Balance zwischen der therapeutischen Arbeit mit dem Kind und der Elternarbeit mit Sensibilität für elterliche Rückzugstendenzen, nachlassenden Kontakt zu Eltern und Anzeichen für Abbruch der Elternarbeit sowie der therapeutischen Behandlung ihres Kindes zu finden.
- Die **Vorbereitung der Beendigung** der Elternarbeit ist von achtsamen Bilanzierungsprozessen zwischen elterlicher Hoffnung bzw. Erwartungen an die gemeinsame Arbeit und Therapieergebnissen geprägt. Alle erneut aktivierten Gefühle gilt es zu integrieren, auch die des Verlustes bei Therapiebeendigung.
- In der **Beendigungsphase und Vereinbarung über die Zeit nach der Psychotherapie ihres Kindes und der eigenen Elternarbeit** stehen Eltern vor der Aufgabe, die Weiterentwicklung ihres Kindes anzuerkennen und sich selbst die Erlaubnis für ein »Mitwachsen« zu geben. Therapeut:innen unterstützen Eltern in dieser Phase besonders bei der Verarbeitung des Abschieds und bei der Bewältigung möglicher Ängste, die bei der anstehenden erneuten Übernahme der alleinigen elterlichen Verantwortung entstehen können. Die Stärkung des elterlichen Selbstwertgefühls, die Anerkennung und Wertschätzung der elterlichen Mitarbeit sind in dieser letzten Phase ebenso wichtig wie das Ansprechen von Möglichkeiten der Wideraufnahme von Elternarbeit bzw. erneuter Kontaktaufnahme in Krisenzeiten.

Wichtig • Behandlungsbündnis mit den Bezugspersonen

Aufbau und kontinuierliche Pflege eines dauerhaft gelingenden Behandlungsbündnisses mit Bezugspersonen gilt als vorrangige Aufgabe von Therapeut:innen, um das Potenzial der Kinder- und Jugendlichenpsychotherapie vollständig ausschöpfen zu können.

INFO 27 • V

Ablauf begleitender Elternarbeit in der Verhaltenstherapie

Elternarbeit im gesamten psychotherapeutischen Behandlungsverlauf des Kindes bzw. Jugendlichen wird parallel zum kindlichen Psychotherapieprozess konzeptualisiert. Das Sieben-Phasen-Modell der Therapie mit Kindern und Jugendlichen (Borg-Laufs & Hungerige, 2007; Kanfer et al., 2012) kann auf die Subsysteme »Eltern / Familie« sowie »weitere Beteiligte« übertragen werden und sensibilisiert damit Therapeut:innen für die jeweiligen Schwerpunkte in einzelnen Behandlungsphasen. Das Vorgehen gliedert sich in folgende Abschnitte:

(1) **Schaffung günstiger Ausgangsbedingungen**: Neben dem Beziehungsaufbau zum Therapiekind, zu seinen unmittelbaren Bezugspersonen und zu weiteren bedeutsamen Personen seines Umfeldes (z. B. Erzieher:innen, Lehrer:innen, Trainer:innen), der die Basis für eine vertrauensvolle und wertschätzende Zusammenarbeit bildet, kommt es in dieser Phase bereits zur Klärung des Settings, des möglichen Vorgehens sowie organisatorischer Fragen. Erste problembezogene Informationen werden gesammelt.

(2) **Aufbau von Änderungsmotivation** aller Beteiligten sowie vorläufige **Auswahl von Problembereichen**: Aus der Problemtrance aussteigen, Hoffnung auf positive Veränderungen vermitteln und eine Perspektive auf Veränderungsmöglichkeiten durch eigene Anstrengungen erarbeiten mit erster Zielklärung.

(3) **Detaillierte Verhaltensanalyse** sowie **Erstellung eines funktionalen Bedingungsmodells**: Hypothesengeleitete Informationsgewinnung und -strukturierung als Grundlage für ein individuelles Bedingungsmodell sowie für eine angemessene Therapieplanung. Dies markiert den Abschluss der multimodalen Diagnostik und mündet in einem ersten Integrationsabschnitt. Die Informationen aller einbezogenen Beteiligten aus den verschiedenen Subsystemen werden in einem stimmigen Gesamtbild zusammengeführt.

(4) **Gemeinsame Zielklärungsarbeit:** Unterschiedliche Voreinstellungen, Befürchtungen, Erwartungen und Ausgangslagen aller beteiligten Personen werden in explizite, konkrete Ziele des therapeutischen Vorgehens transformiert. Unterschiedliche Ziele der verschiedenen Personen der Subsysteme hinsichtlich einer gemeinsamen Kompatibilität werden überprüft. Ohne eine gelungene gemeinsame Zielklärung mit allen Beteiligten kann eine sinnvolle therapeutische Arbeit nicht nachhaltig gelingen.

(5) **Interventionsplanung:** Hier erfolgt eine aufeinander abgestimmte Auswahl, Planung und Durchführung von Interventionen mit Indexpatient:innen, den Eltern und anderen bedeutsamen Bezugspersonen.

(6) **Evaluation:** Der therapeutische Prozess von Personen aller Subsysteme wird evaluiert.

(7) **Therapieabschlussphase:** Hier erfolgt nochmals eine Integration aller Prozesse und Erfolgsoptimierung. Veränderungen von Indexpatient:innen werden mit den Kontextbedingungen achtsam aufeinander abgestimmt, um einen nachhaltigen und langfristigen stabilen Therapieerfolg zu ermöglichen.

Wichtig

Die besondere Bedeutung von begleitender Elternarbeit wird bei verhaltenstherapeutischer Behandlung von Kindern und Jugendlichen noch wenig explizit thematisiert. Veränderungen bei Indexpatient:innen sollten jedoch stets mit Kontextbedingungen der jeweiligen Lebensumwelt aufeinander abzustimmen werden, um die therapeutische Arbeit unterstützen zu können und damit langfristige, nachhaltige und stabile Therapieerfolge zu gewährleisten.

INFO 28 • Ⓥ

Phasen im systemischen Eltern-Coaching

Beim systemischen Eltern-Coaching positionieren sich Therapeut:innen entschieden an die Seite der Eltern und verlassen ihre Rolle der neutralen, eher kommentierenden Beobachter:innen. Ein kooperatives Arbeitsbündnis mit hoher gegenseitiger Verbindlichkeit schließt auch direktives Anleiten und schützende Begleitung von Eltern mit ein (Pleyer, 2006). Systemisches Eltern-Coaching ist weniger phasenspezifisch angelegt. Gröger (2014) schlägt dennoch für systemische Coaching-Prozesse als Strukturierungshilfe vier Phasen vor, in denen sich verschiedene Schwerpunktsetzungen auch für systemisches Eltern-Coaching als hilfreich erweisen (Vorbereitung des Coaching-Prozesses, Kontakt- und Kontraktphase, Zielbearbeitungsphase, Abschlussphase).

Flexibler Ablauf zur Stärkung elterlicher Souveränität

Systemisches Eltern-Coaching richtet sich häufig flexibel an jeweiligen familiären Bedürfnissen aus. Als spezielles Beratungsangebot für Eltern stärkt es die Elternrolle, unterstützt elterliche Verantwortungsübernahme, etabliert (wieder) die elterliche Präsenz und stößt elterliche Entwicklungsprozesse an. Es ist besonders für Eltern gedacht, die durch die Konflikte im familiären Zusammenleben hilflos und unsicher geworden sind oder die sich durch das Störungsverhalten ihres Kindes überfordert fühlen. Oftmals hat das Kind bzw. der / die Jugendliche die »Chefrolle« in diesen Familien bereits übernommen. Machtkämpfe und ständige Konflikte bestimmen die Alltagsroutine der Eltern-Kind-Interaktionen. Eltern fühlen sich häufig von den eigenen Kindern abgewertet und ausgenutzt. In manchen Fällen macht das kindliche Verhalten den Eltern sogar Angst. Auch an Eltern, die sich in der Erziehung nicht einig werden können, die sich vielleicht auch als Alleinerziehende überfordert fühlen oder denen ihre Vision für die Erziehung ihres Kindes abhandengekommen ist, richtet sich systemisches Elterncoaching. Mit einem großen Repertoire an »Handwerkszeug« für Eltern unterstützt systemisches Eltern-Coaching betroffene Eltern auch unabhängig vom Psychotherapieprozess des Kindes bzw. Jugendlichen, (wieder) zu eine elterlichen Präsenz im Sinne einer »neuen Autorität« zu finden (Retzlaff, 2021). Es stärkt die elterliche Souveränität und setzt auf die Kraft positiver Bindung. Eltern werden angeleitet, elterliche Hilflosigkeit zu überwinden, ihre elterliche Position wieder entschieden zu vertreten, sich mit gegenseitiger Achtsamkeit und Respekt zu begegnen und die elterliche Beziehung zu ihrem Kind auch in krisenhaften Lebensphasen zu stabilisieren. Dabei wird stets der Respekt vor berechtigten Anliegen von Kindern und Jugendlichen gewahrt. Bei scheinbar festgefahrenen Situationen liegt der Schlüssel oft darin, dass die Eltern ihre eigenen Handlungsspielräume zurückgewinnen. Im Unterschied zur Familientherapie wird deshalb vorwiegend auf der Elternebene gearbeitet. Eltern werden darin angeleitet und gestärkt, ihre Kinder besser zu verstehen und begleiten zu können. Anstelle von Macht und Kontrolle rücken elterliche Präsenz und Verantwortungsübernahme wieder in den Mittelpunkt des Handelns von Eltern.

Wichtig

Systemisches Eltern-Coaching ist bei verschiedenen familiären Herausforderungen indiziert, wie Verhaltensauffälligkeiten des Kindes (z. B. Schulabsentismus, Drogenmissbrauch, Ängste, Delinquenz), Konflikten zwischen Familienmitgliedern, innerfamiliären Kommunikationsproblemen, Verarbeitung von schwierigen Lebensphasen (z. B. Trennung der Eltern, Verlust, Tod oder schwere Erkrankung eines Familienmitgliedes). Durch gezielte Fragen, Übungen und Reflexionsphasen werden Eltern in ihrer Rolle angeleitet und gestärkt. Die gemeinsame Suche nach Lösungen steht im Vordergrund.

Ablauf begleitender Elternarbeit im Schema-Coaching

Wann ist schemabasierte Elternarbeit indiziert?

Begleitende Elternarbeit im Rahmen eines Schema-Coachings richtet sich besonders an bedeutsame Bezugspersonen eines Therapiekindes, die im Umgang mit ihrem Kind immer wieder in emotional sehr belastende Konfliktsituationen geraten und dysfunktionale Erlebens- sowie Verhaltensmuster zeigen, die eine aktuelle Erziehungsarbeit in der Interaktion mit ihrem Kind erschweren. Es sind häufig sehr erschöpfte Eltern, bei denen Elternberatung, Elterntrainingsprogramme oder auch Familienhilfemaßnahmen bisher wenig erfolgreich waren. Sie tendieren zu unangemessenen Erziehungsstilen und verhalten sich ambivalent gegenüber ihrem Kind in schwierigen Erziehungssituationen. Oftmals nehmen die Beteiligten bei kritischen Anforderungen gegensätzliche Haltungen ein. Auch bei Hinweisen auf eine besondere Kränkbarkeit der wichtigen Bezugspersonen und emotionalen Widerständen gegenüber therapeutischen Vorschlägen erhöhen schematherapeutische begleitende Elternarbeit und eine gute therapeutische Beziehung zu allen Beteiligten die Wirksamkeit der psychotherapeutischen Behandlung von Kindern und Jugendlichen.

Was macht schemabasierte Elternarbeit aus?

Eltern werden bei der schematherapeutischen Arbeit angeleitet, störungsspezifisches Verständnis für die Schwierigkeiten ihres Kindes zu verstehen. Sie lernen, auch seine innere Dynamik bei Bedürfnisfrustration in Konfliktsituationen mit der Aktivierung von negativen Mustern des Erlebens und Verhaltens sowie Modus-Repräsentationen im aktuellen Erleben zu erkennen und adäquat darauf zu reagieren. Eltern werden darin unterstützt, die Entstehung von eigenen massiven Gefühlsanflutungen und von dysfunktionalen Verhaltensweisen in Konfliktsituationen mit ihrem Kind auf der Basis ihrer eigenen inneren Dynamik besser zu verstehen und regulieren zu lernen. Auf der Grundlage eines schema- und modusgeleiteten Grundverständnisses bekommen Eltern einen tieferen, biografischen Einblick in eigene negative Muster des Erlebens und Verhaltens. Diese feuern in aktuellen schwierigen Interaktionen mit ihrem Kind mit eigener Bedürfnisfrustration die eigene innere Dynamik an und tragen oft zu emotionalen Blockaden bei.

Wie läuft schemabasierte Elternarbeit ab?

Schemabasierte begleitende Elternarbeit orientiert sich an einem Neun-Schritte-Modell von Graaf und Loose (2024).

(1) Die Basis des Vorgehens bildet eine **sorgfältige Motivations- und Auftragsklärung**, in der es sehr wichtig ist, das Vertrauen der Eltern zu gewinnen, Ängsten vor Schuldzuschreibungen entgegenzuwirken und elterlichem Widerstand achtsam zu begegnen. Das Setting der begleitenden Elternarbeit wird transparent gemacht. Eine Konkretisierung von Therapiezielen und Themen für die Elterngespräche erfolgt gemeinsam mit den bedeutsamen Bezugspersonen.

(2) Daran schließt sich eine detaillierte **elterliche Ressourcen- und Stärkenerkundung** an. Oftmals gilt es in dieser Phase, Selbstwirksamkeitsgefühle der Eltern zu reaktivieren und zu stärken, um eine Grundlage für die weitere Annäherung an die vertiefende Selbsterkundung der eigenen inneren Dynamik und der dysfunktionalen Reaktionen zu legen.

(3) Das **Erkunden des Umgangs mit emotionalen Grundbedürfnissen** in der Herkunftsfamilien und der eigenen Kleinfamilie sowie den Folgen dieser Erfahrungen erleichtert Eltern den Blick auf das Beziehungsnetz und auf den Umgang mit emotionalen Grundbedürfnissen in der eigenen Herkunftsfamilie (Bindung, Autonomie, Selbstwert, Spiel und Spontaneität sowie Orientierung und Struktur).

Ablauf begleitender Elternarbeit im Schema-Coaching

(4) **Psychoedukation über die Bedeutung von Schemaaktivierung** und von innerer Modusdynamik beim Therapiekind und den bedeutsamen Bezugspersonen in schwierigen familiären Interaktionen trägt dazu bei, das Verständnis für die Entwicklung von negativen Mustern des Erlebens und Verhaltens als »Narben« oder »emotionale Knöpfe« durch Abdrücke von frühen ungünstigen Beziehungserfahrungen mit den eigenen wichtigen Bezugspersonen gemeinsam zu erarbeiten, bei denen es zu Frustrationen eigener emotionaler Grundbedürfnisse kam.

(5) **Erarbeitung von schema- und modusgeleiteten Erklärungsmodellen** der Problemdynamik für belastende Eltern-Kind-Interaktionen mit Erarbeiten von Modusskizzen und Moduszirkeln für alle Beteiligten macht die Bedeutung dieser Schemaaktivierungen für aktuelle Zustände (Modi) in schwierigen Erziehungssituationen mit dem eigenen Kind erfahrbar. Mit Modus-Skizzen und Modus-Zirkeln können gemeinsam erarbeitete schema- und modusgeleitete Erklärungsmodelle für die spezifischen Eltern-Kind-Interaktionen visualisiert werden. Häufig gelingt es in dieser Behandlungsphase, tiefverwurzelte, transgenerative Familienmuster aufzudecken.

(6) **Modifikation von negativen, elterlichen Mustern des Erlebens** und von dysfunktionaler innerer Modusdynamik mit Aufbau positiver Modi, insbesondere des Fürsorge- und Anleitungsmodus findet durch Üben des Benennens, Erkennens und Verstehens der aktuellen inneren Dynamik bei Schemaaktivierungen statt. Der Aufbau und die Stärkung von positiven Schemata, von funktionalen aktuellen Zuständen sowie von der eigenen Regulationsinstanz bildet das Herzstück dieser Behandlungsphase.

(7) Darüber hinaus erfahren Eltern in der siebten Therapiephase praktische **Anleitung im fürsorglichen und achtsamen Umgang mit der eigenen inneren Dynamik** und der ihres Kindes.

(8) Im vorletzten Behandlungsschritt richtet sich das Augenmerk besonders auf den **Aufbau positiver familiärer Aktivitäten und Rituale** zur Stärkung des seelischen Immunsystems und einer verbesserten Krisenregulation.

(9) Im letzten Schritt der begleitenden schemabasierten Elternarbeit erfolgt schließlich die **Prüfung der Indikation für weitergehende Interventionen und Hilfsangebote** für die Bezugspersonen und ihre Familie.

Wichtig

Über die gesamte begleitende Elternarbeit hinweg stehen Therapeut:innen den bedeutsamen Bezugspersonen in der Haltung eines »Limited Grandparenting« als fürsorgende und anleitende Elternmodelle zur Verfügung. Handlungsleitend ist stets die Frage danach, was die bedeutsame Bezugsperson aktuell benötigt, um funktionale Zustände in belastenden Krisensituationen mit ihrem Kind aktivieren zu können.

AB 3 • R

Selbstreflexion: Planung und Gestaltung begleitender Elternarbeit

Kinderpsychotherapie ist ohne begleitende Elternarbeit nicht denkbar. Doch für eine nachhaltige Wirksamkeit einer miteinander verknüpften psychotherapeutischen Behandlung der wichtigsten Subsysteme ist eine sensible und achtsame Planung und Gestaltung der Einbeziehung bedeutsamer Bezugspersonen unerlässlich. Nehmen Sie sich bitte einen Moment Zeit, um sich den Impulsfragen zu dieser Thematik zuwenden zu können.

Welche Phasen der Elternarbeit fallen Ihnen in der Umsetzung leichter, welche schwerer? Können Sie sich erklären, woran das liegen kann?

....

....

....

Wie können Sie sich auf die Anfangsphase von begleitender Elternarbeit vorbereiten? Welche eigenen biografischen Anker könnten die Kontaktaufnahme zu Eltern erschweren?

....

....

....

Kennen Sie bei sich Barrieren für einen achtsamen Beziehungsaufbau auch mit Eltern? Welchen Zusammenhang sehen Sie dabei mit Ihren eigenen biografischen Erfahrungen?

....

....

....

Haben Sie bei sich selbst schon beobachten können, dass Sie den Kontakt zu Eltern in der mittleren Behandlungsphase des Kindes bzw. Jugendlichen aus den Augen verloren haben? Woran könnte dies liegen?

....

....

....

4 Elternarbeit mit Patchworkfamilien

Definition • Patchworkfamilie

Von einer Patchworkfamilie spricht man, wenn zumindest einer der Partner:innen mindestens ein Kind aus einer früheren Beziehung hat. Man unterscheidet zwei verschiedene Typen:

(1) Unter *einfachen Patchworkfamilien* wird eine Familie verstanden, in der ein Elternteil nicht der leibliche Elternteil der Kinder ist. Sie machen etwa 47 % aller Patchworkfamilien aus, davon sind etwa 9 % einfache Stiefmutterfamilien und 38 % einfache Stiefvaterfamilien.

(2) Unter *komplexen Patchworkfamilien* versteht man eine Familie, in der zusätzlich noch gemeinsame Kinder vorhanden sind. 2019 lag der Prozentsatz der komplexen Stiefvaterfamilien bei 46 % und der komplexen Stiefmutterfamilien bei 7 % (Hegemann, 2021).

Auch Pflegefamilien werden als Patchworkfamilien bezeichnet. Auf der Grundlage von Befragungen machen Patchworkfamilien etwa 10 Prozent aller Familien in Deutschland aus.

Im Unterschied zur Entwicklung innerhalb einer Kernfamilie fehlt den Kindern und dem Stiefelternteil aus Patchworkfamilien ein wesentlicher Teil der gemeinsamen Geschichte, die nicht nachholbar ist. Patchworkfamilien gründen häufig auf einem Verlust und verschiedenen Veränderungen. Die damit verbundene Trauer muss sowohl von den Kindern als auch von beiden Elternteilen bewältigt werden. Je nach Alter des Kindes wird eine Trennung der Eltern verschieden verarbeitet und hat Auswirkungen auf die psychische Stabilität des Kindes.

Die Beziehung zwischen Elternteil und Kind hat eine längere Geschichte als die neue Paarbeziehung. Der außerhalb lebende Elternteil kann destruktiv auf die Patchworkfamilie wirken. Viele Kinder werden in ihrer Sichtweise den Stiefelternteil noch lange aus der Familie ausschließen. Kinder gehören zwei Familien an, müssen in beiden Familien ihren Platz finden und mit den unterschiedlichen Verhaltens- und Erziehungsregeln umgehen. Die Zeitvorgaben der vereinbarten Umgangsregelung machen die Familienmitglieder ständig abhängig. Häufig werden Stiefeltern auch in eine Elternrolle gedrängt, bevor sie eine emotionale Beziehung zum Stiefkind aufbauen können (Dusolt, 2000).

Auch rechtliche Gesichtspunkte spielen für die neue Familienstruktur eine Rolle. Im Regelfall behalten beide Eltern die gemeinsame Sorge. Ein möglicher Umzug mit dem Kind oder eine Kinderpsychotherapie etwa benötigen die Zustimmung beider Elternteile. Eine etwaige Namensänderung des Kindes zur Erhaltung des neuen Familiennamens der Patchworkfamilie ist gesetzlich geregelt (§ 1618 BGB) – aber es gibt keine gesetzlich verankerte Beziehung zwischen Stiefeltern und Stiefkindern.

Informations- und Arbeitsmaterials dieses Kapitels

INFO 30 Phasen auf dem Weg zur Patchworkfamilie

Patchworkfamilien durchlaufen bei ihrer Entstehung verschiedene Phasen und es ist für Therapeut:innen wichtig zu verstehen, in welcher Phase sich die jeweilige Familie befindet. Je nach Entwicklung der Beziehungen zwischen alten und neuen Familienstrukturen entstehen Muster von Patchworkfamilien, die erklärt werden.

INFO 31 Unterschiede in der Trennungsverarbeitung

Je nach Alter verarbeiten Kinder die Trennung der Eltern und die Entstehung der neuen Patchworkfamilie unterschiedlich. In der Elternarbeit muss auf die altersabhängigen unterschiedlichen Bedürfnisse des Kindes eingegangen werden.

INFO 32 Häufig auftretende Probleme in Patchworkfamilien

Dieses Informationsblatt beschreibt häufig auftretende Probleme der einzelnen Mitglieder der Patchworkfamilie.

INFO 33 Therapieplanung und Interventionen für die Patchworkfamilie

Mögliche Ziele und Vorgehensweisen in der Elternarbeit werden skizziert und therapeutische Bausteine hierfür vorgeschlagen.

INFO 34 Spezifische Interventionen für Patchworkfamilien

Hier werden spezifische Interventionen für die praktische Arbeit mit Patchworkfamilien vorgeschlagen, die Therapeut:innen im Elterngespräch anwenden können.

AB 4 Selbstreflexion: Eigene Einstellungen prüfen

Dieses Arbeitsblatt soll Therapeut:innen helfen, sich mit der eigenen Haltung, Werten und Ansichten zum Thema *Patchworkfamilie* auseinanderzusetzen bzw. sich dieser bewusst zu werden.

Phasen auf dem Weg zur Patchworkfamilie

Patchworkfamilien durchlaufen Phasen auf dem Weg zu einer neuen Familie und müssen Aufgaben bewältigen. Um die einzelne Familie besser verstehen und unterstützen zu können, werden im Folgenden die Entwicklungsphasen der Patchworkfamilie auf dem Weg zur Familie dargestellt (Dusolt, 2000; Krähenbühl et al., 2011).

Frühe Phasen

Phase 1: Phase des Abschieds und der hohen Erwartungen

Nach der Trennung der Eltern folgt die Entstehung von zwei Subsystemen. Ein Erwachsener lebt die meiste Zeit mit seinem Kind zusammen. Daraufhin erfolgt die Gründungsphase der neuen Familie. In dieser Phase finden sich die Mitglieder der Familie einerseits mit der Geschichte des Verlusts konfrontiert und andererseits bestehen hohe Erwartungen an die neu gegründete Patchworkfamilie. Die Erfahrungen der Kernfamilien-Trennung können die Erwartungen an eine Patchworkfamilie verzerren: »Wir sind nun wieder eine ganze Familie.« Stiefelternteile haben die Vorstellung, dass sie auch die Kinder des Partners lieben werden. Die Vorstellungen der Kinder unterscheiden sich oftmals davon, denn sie wünschen sich häufig, dass die leiblichen Eltern wieder zusammenfinden.

Phase 2: Realitätsschock

Die wirkliche Familienstruktur und Familiengeschichte der Patchworkfamilie werden sichtbar. In dieser Phase des Realitätsschocks kollidieren die Erwartungen der einzelnen Familienmitglieder miteinander. Die Kinder versuchen, mit den Problemen von Verlust und Loyalität umzugehen. Die Anwesenheit eines neuen Stiefelternteils wirft das Kind aus der zuvor bestandenen engen Ein-Elternfamilie. Der Stiefelternteil bringt das Kind in Loyalitätskonflikte mit dem abwesenden Elternteil. Dem Stiefelternteil wird seine Außenseiterposition spürbar. Er fühlt sich häufig ausgeschlossen.

Phase 3: Phase des Bewusstwerdens

Die Familienmitglieder fangen an, schmerzvolle Gefühle zu benennen und ihre Ursachen zu verstehen. Der Elternteil in der Familie möchte oft wünschenswerte Veränderungen in der Beziehung zum Ex-Partner nicht vornehmen, um die finanzielle Unterstützung oder den Zugang zu den Kindern nicht aufs Spiel zu setzen. Der Stiefelternteil empfindet häufig massive negative Gefühle und kämpft um die Erhaltung seines Selbstwertgefühls. Häufig wird über die Zusammenhänge und Gefühle in der Familie nicht gesprochen. Viele Familien bleiben in diesen frühen Phasen stecken.

Phase 4: Phase der Konflikte

In dieser Phase gehen Auseinandersetzungen von den Mitgliedern in der Familie aus, die sich am meisten ausgeschlossen, unzufrieden und unwohl fühlen. Häufig ist dies der Stiefelternteil, manchmal auch ein Kind. Meist führt die klare Position des Stiefelternteils in eine Phase von Konflikten. Der leibliche Elternteil fühlt sich zwischen den Bedürfnissen der Kinder und des Partners zerrissen.

In diesen frühen Phasen können die Erwachsenen zur Verbesserung der Familienverhältnisse beitragen, wenn sie negative Kommentare über den anderen Elternteil des Kindes unterlassen. Die Kinder brauchen Hilfe, um mit dem Verlust der Kernfamilie oder vertrauten Orten umgehen zu können.

Phasen auf dem Weg zur Patchworkfamilie

Beginn der Reorganisation der Familie

Phase 5: Handlungsphase

Der Stiefelternteil und der leibliche Elternteil beginnen, die alte biologische Familienstruktur zu verändern und neue Strukturen zu schaffen. Die Auseinandersetzungen der Beteiligten kommen zu einem Ende. Es wird eine Entscheidung getroffen, die einigen Bedürfnissen von jedem Beteiligten gerecht wird. Besonders wichtig in dieser Phase ist es, dass sich das Paar Zeit füreinander nimmt und beginnt, zusammen einen Weg zu finden. Es wird begonnen zu diskutieren, wie Probleme in der Familie gelöst werden können. Um eine gute Beziehung zwischen Stiefelternteil und Stiefkind entwickeln zu lassen, muss sich der leibliche Elternteil zeitweise zurückziehen und zulassen, dass Stiefelternteil und Stiefkind ohne sein Beisein Unternehmungen planen. In dieser Phase kann der Stiefelternteil in einigen Punkten Erziehungsfunktionen übernehmen, wenn der leibliche Elternteil einverstanden ist. Es helfen zum einen das Verständnis des Partners auf der Gefühlsebene und eine strategische Planung, um einen Weg zu finden, den Wünschen und Bedürfnissen jedes Familienmitglieds gerecht zu werden.

Phase 6: Beginn des offenen Austausches

Durch die Veränderungen in der Handlungsphase lösen sich die Kinder aus der Paarbeziehung der Erwachsenen und der leibliche Elternteil löst sich aus der Stiefeltern-Kind-Beziehung. Dadurch kann ein offener Austausch zwischen Stiefelternteil und Stiefkindern stattfinden und die Rolle des Stiefelternteils in der Familie definiert werden.

Phase 7: Phase der Stabilität

Stabilität in der Patchworkfamilie tritt ein. Normen und Regeln sind eingeführt. Problempunkte werden zu normalen Ereignissen und können thematisiert werden. Die Stiefelternteile haben eine ausfüllende Stiefelternrolle gefunden. Die Paarbeziehung ist stabil. Je nach der Entwicklung der Beziehungen zwischen den ursprünglichen und neuen Familienstrukturen entstehen vier Haupttypen oder Muster von Patchworkfamilien (Baier & Hohm, 2000).

(1) **Die kooperative Familie:** Ein hohes Maß an Zusammenarbeit und Kommunikation zwischen allen Beteiligten wird beobachtet.
(2) **Die teilintegrierte Familie:** Bestimmte Aspekte der ursprünglichen Familienstrukturen werden beibehalten, während andere neu geordnet werden. Es besteht Offenheit für flexible Anpassungen.
(3) **Die Ersatzfamilie:** Die Patchworkfamilie versucht, die traditionelle Kernfamilie zu replizieren, die Ursprungsfamilie wird durch die neue Familie ersetzt. Loyalitätskonflikte können entstehen.
(4) **Die parallele Familie:** Die beiden ursprünglichen Familienstrukturen leben weitgehend getrennt nebeneinander, es gibt wenig Interaktion und Integration der Familienmitglieder. Auseinandersetzungen werden gemieden.

Wichtig • Belastungen beeinflussen die Stabilität der Patchworkfamilie

Neue Familienprobleme können immer wieder auftauchen, wie etwa die Teilnahme an Familienfesten oder die Bezahlung des Studiums der Kinder. Durch das Vertrauen der Mitglieder der Patchworkfamilie aufeinander ist das Finden einer Lösung für die Probleme möglich.

Unterschiede in der Trennungsverarbeitung

Die therapeutische Arbeit mit den Patchworkfamilien gestaltet sich unterschiedlich und ist abhängig vom Alter und Entwicklungsstand des Kindes bei Trennung und Gründung der neuen Familie. Die Interventionen erfordern daher eine Anpassung an die individuellen Herausforderungen und Probleme der Patchworkfamilie.

Kleinkind

Wie von Largo und Czernin (2022) beschrieben, besteht bis etwa zum fünften Lebensjahr beim Kleinkind eine große Bereitschaft, zu einer ihm zugewandten Person eine Bindung einzugehen. Wenn die Qualität und die Kontinuität der Betreuung gewährleistet sind, fühlt sich das Kind wohl. Grundsätzlich kann sich das Kind an jede erwachsene Person binden, wenn die körperlichen Grundbedürfnisse und die psychischen Bedürfnisse des Kindes erfüllt und entwicklungsgemäße Lernerfahrungen gemacht werden. Für das Kind ist es wichtig, das Vertrauen der Eltern in die Bezugsperson zu spüren. Die Anzahl der Personen, an die sich das Kind binden kann, ist aufgrund seines Anpassungsvermögens begrenzt.

Wichtig • Kleinkinder können sich besser an die Patchworkfamilie anpassen

Kleinkinder leiden in den ersten Lebensjahren seltener unter der Trennung der Eltern. Die Reaktion auf den neuen Partner in der Familie ist daher meist positiv. Ihre Beziehungsbereitschaft ist hoch. Aufgrund der ausgeprägten emotionalen Abhängigkeit nehmen Kinder in diesem Alter die Spannungen zwischen den Erwachsenen verstärkt wahr und leiden darunter.

Schulkind

Ab dem vierten Lebensjahr hat das Kind die Fähigkeit entwickelt, sich in andere Personen einzufühlen. Es geht davon aus, dass alle die gleichen Gefühle und Gedanken haben wie es selbst (Piaget,1964). Ab etwa dem fünften Lebensjahr wird dem Kind bewusst, dass andere Personen eigene Vorstellungen haben. Wenn das Kind das Schulalter erreicht hat, sind Beziehungen personalisiert. Die Bereitschaft, neue Bindungen einzugehen, ist vermindert. Die Bindung zu den Eltern ist sehr wichtig, jede Form von Verlassenwerden der Bezugsperson löst Verlustängste aus. Freunde und Lebensumfeld werden immer wichtiger, sodass ein Umzug des Kindes belastend sein kann. In diesem Alter beginnt das Kind, sich an gleichgeschlechtlichen Vorbildern zu orientieren. Schulkinder reagieren daher sehr sensibel auf Veränderungen in ihrem Lebensumfeld. Häufig entwickeln Kinder in diesem Alter Schuldgefühle, da sie die Trennung der Eltern nicht verstehen und sich selbst die Schuld dafür geben.

Wichtig • Schulkinder erleben die Stieffamilie als schwierig

Schulkinder erleben die Trennung der Eltern meist als schwierigen Verlust. Auf den neuen Partner in der Familie reagieren Kinder in diesem Alter häufig mit Eifersucht und Ablehnung. Eine mögliche positive Entwicklung könnte die Entstehung einer Beziehung wie zu einer Freundin / einem Freund in Bezug auf den neuen Partner sein.

Unterschiede in der Trennungsverarbeitung

Jugendliche

Im Jugendalter löst sich die kindliche Bindung zu den Eltern. Lebensumfeld und Freunde sind zumeist wichtiger. Jugendliche entwickeln eine eigene, neue Sicht auf die Eltern. Sie vertrauen ihnen nicht mehr alles an und idealisieren die Eltern nicht mehr. Die emotionale Abhängigkeit ist vermindert und die emotionale Sicherheit wird bei den Gleichaltrigen gesucht. Die Trennung der Eltern kann zu einer Vermischung von Pubertätssymptomen und den durch die Trennung entstandenen Symptomen führen. Loyalitätskonflikten können entstehen.

Wichtig • Jugendliche lehnen die Patchworkfamilie häufig ab

Jugendliche reagieren auf den neuen Partner häufig mit Ablehnung und vorzeitiger Ablösung aus der Familie. Es kann aber auch eine Beziehung zum Stiefelternteil auf Augenhöhe entstehen.

Häufig auftretende Probleme in Patchworkfamilien

In Patchworkfamilien sind häufig Trennungen vorausgegangen, die von negativen Emotionen oder dem Gefühl des eigenen Versagens begleitet sind. Alle Mitglieder der Familie müssen die Auflösung des bisherigen Lebensmodells verarbeiten. Kinder verlieren wesentliche Bezugspersonen. Wichtig für die Weiterentwicklung sind die Erwartungen und Befürchtungen der Betroffenen an das neue Familiensystem. Der Stiefelternteil kommt für den anderen Elternteil oft an zweiter Stelle nach den Kindern. Häufig entsteht eine Konkurrenzsituation zwischen Kind und Stiefelternteil. Die Anzahl der Beziehungen und Beziehungssysteme nimmt zu, was zu Herausforderungen führt. Zusätzliche Belastungen entstehen durch finanzielle Veränderungen, Unterschiede im gesellschaftlichen Status sowie verschiedene Lebensphasen und Ziele in Bezug auf die Vereinbarkeit von Beruf und Kinderwunsch. Eltern übersehen manchmal die Bedürfnisse der Kinder (Hess & Starke, 2017). Im Folgenden werden häufig auftretende Probleme in Patchworkfamilien aufgeführt.

Dämonisierung
Wenn die getrennt lebenden Partner:innen in ihrer Enttäuschung und Verletzung stagnieren, können sie in einen »Dämonisierungsprozess« geraten (Omer & von Schlippe, 2007). Diese Prozesse werden begünstigt, wenn ungeklärte Konflikte zwischen den Partner:innen zurückgeblieben sind oder Partner:innen negativ verzerrt werden.

Stiefmutter-Fallen
Wenn die Stiefmutter zur Überkompensation neigt, versucht sie, es allen recht zu machen. Es entsteht eine Aufopferung mit der Gefahr von Verbitterung. Die Mutter kann gegenüber der Stiefmutter Eifersuchts- und Konkurrenzgefühle entwickeln.

Stiefvater-Fallen
Besonders Stiefväter ohne eigene Kinder sind gefährdet, in eine Vater-Ersatzrolle zu rutschen. Häufig übergibt die Mutter dem Stiefvater erzieherische Funktionen. Der Stiefvater will als »Retter« fungieren. Die Kinder aber wollen herausfinden, ob die Mutter noch hinter ihnen steht und testen Grenzen aus.

Probleme der Väter
Häufig sind leibliche Väter von ihren Kindern getrennt und leiden darunter, dass sie weniger Zeit mit ihnen verbringen. In der kurzen Besuchszeit werden die Kinder verwöhnt oder überfordert. Gegenüber dem Stiefvater können Eifersuchts- und Konkurrenzgefühle aufkommen.

Probleme der Kinder
Kinder können als Tröster oder Vermittler des alleinlebenden Elternteils oder des in der Patchworkfamilie lebenden Elternteils instrumentalisiert werden. Es besteht zudem die Gefahr der Partnerersatzrolle. Haben die Eltern nur noch wenig Kontakt miteinander, werden die Kinder zur Vermittlung von Botschaften zwischen den Eltern eingesetzt. Manche Eltern verlangen von den Kindern, Geheimnisse vor der anderen Familie oder der Patchworkfamilie zu bewahren. Es können Loyalitätskonflikte entstehen. Kinder können Kontrollaufträge vom außenstehenden Elternteil bekommen.

Häufig auftretende Probleme in Patchworkfamilien

Halbgeschwister in Patchworkfamilien

Ein gemeinsames Kind der Patchworkeltern führt häufig dazu, dass die anderen Kinder in den Hintergrund geraten. Die Kinder erleben, dass das jüngere Halbgeschwisterkind immer mit Mutter oder Vater zusammen sein darf. Eifersucht und Neid sind häufig die Folge. Gemeinsame Kinder der Patchworkeltern erleben daher häufig Ablehnung oder Provokation von den Halbgeschwistern.

Die Großeltern in Patchworkfamilien

Die Großeltern spielen in Patchworkfamilien häufig eine wichtige Rolle. Für sie steht im Vordergrund, dass es den eigenen Kindern und Enkelkindern gut geht. Wenn der Kontakt zu ihren Enkelkindern durch die neue Familiensituation nach der Trennung reduziert wird oder verloren geht, versuchen sie häufig, sich in die neue Familiensituation einzumischen oder sie zu kritisieren.

Wichtig • Therapeutische Ansatzpunkte bei häufigen Patchwork-Problemen

In der Elternarbeit muss der Dämonisierungsprozess in der Familie offengelegt und gestoppt werden. Nach Möglichkeit sollten bisher Ausgeschlossene in den Therapieprozess mit einbezogen werden. Eine mögliche Überforderung der Kinder durch das Spannungsfeld der Erwachsenen sollte erkannt und in den Familiengesprächen verändert werden. Bei Konflikten unter Erwachsenen werden frühere Beziehungen zuerst bearbeitet, also zum Beispiel die Beziehung zum Ex-Partner oder zu den eigenen Eltern (Anciennitätsprinzip). Hoch eskalierte Konflikte werden so rasch wie möglich bearbeitet, was manchmal im Widerspruch zum Anciennitätsprinzip steht. Es ist wichtig, den Beziehungsaufbau zwischen Kind und Stiefelternteil mithilfe der Therapie zu fördern. Ausgleiche zwischen den einzelnen Mitgliedern des Systems sollten ermöglicht werden, zum Beispiel zwischen Halbgeschwistern und Kind oder Stiefelternteil und Kind. Es ist zu empfehlen, den negativen Einfluss der Großfamilie auf die Patchworkfamilie zu beachten und gegebenenfalls zu verändern (Hess & Starke, 2017).

INFO 33 • V

Therapieplanung und Interventionen für die Patchworkfamilie

Bei der Therapieplanung und Auswahl der Interventionen stehen folgende Ziele der Elternarbeit in diesen besonderen Familienkonstellationen im Fokus (Hess & Starke, 2017):

- **Klärung neuer Rollen und Aufgaben.** Eine zentrale Herausforderung ist es, die neuen Rollen und Aufgaben aller Beteiligten im Patchwork-Familiensystem zu klären und Akzeptanz dafür zu schaffen.
- **Umgang mit Trauer und Loyalitätskonflikten.** In der Elternarbeit werden die Bezugspersonen darin unterstützt, einen guten Umgang mit Trauer über vorherige Trennungen und mit Loyalitätskonflikten der Kinder zwischen den »Welten« zu finden.
- **Einbindung des extern lebenden Elternteils.** Die Einbindung des getrennt lebenden Elternteils in die Therapie kann eine Herausforderung darstellen. Dadurch lassen sich jedoch oft Konkurrenzempfinden und Machtansprüche vermeiden.
- **Divergierende Erziehungsvorstellungen.** Unterschiedliche Auffassungen von Kindererziehung zwischen den leiblichen Eltern und Patchworkeltern werden thematisiert und, wenn möglich, ausbalanciert.
- **Aufbau einer vertrauensvollen Arbeitsbeziehung zu allen Beteiligten.** Der Aufbau von tragfähigen, von Akzeptanz geprägten therapeutischen Beziehungen zu allen Beteiligten erhöht eine gute Prognose für den Behandlungsverlauf.
- **Überwindung negativer Vorannahmen.** Die Auseinandersetzung mit negativen Vorannahmen gegenüber Patchworkfamilien und der Rolle der Stiefeltern als »nicht echte« Eltern stärkt die Veränderungsmotivation und Mitarbeit.
- **Neue Rollenfindung und Schaffung komplexer Beziehungen.** Die Elternarbeit zielt insgesamt darauf ab, die involvierten Bezugspersonen dabei zu unterstützen, neue Rollen und komplexe Beziehungen in der Patchworkfamilie zu finden und diese auch anzunehmen.

Wichtig • Empfohlene Vorgehensweisen in der Elternarbeit mit Patchworkfamilien

(1) Eine Entlastung der Kinder wird durch das Herausnehmen aus dem Spannungsfeld zwischen den Erwachsenen erreicht.
(2) Bei Konflikten unter Erwachsenen gilt das Prinzip, dass die Auseinandersetzung mit früheren Beziehungen Vorrang vor der Bearbeitung der Belastungen durch die neueren Konstellationen hat.
(3) Hoch eskalierte und virulente Konflikte gilt es so rasch wie möglich zu bearbeiten.

Aufgrund der vielen Beteiligten und der verschiedenen Bedürfnisse in einer Patchworkfamilie ist eine flexible Therapieplanung unabdingbar. Therapeut:innen sind gut beraten, im Erstgespräch den Fokus vorrangig auf die Kooperation und Veränderungsbereitschaft aller Beteiligten zu richten. Die Erstellung von Genogrammen bietet einen raschen Überblick über das Beziehungsnetz der verschiedenen Herkunftsfamilien sowie über förderliche, aber auch hemmende Beziehungserfahrungen der Familienmitglieder. Ein Mehrpersonensetting unter altersabhängiger Einbeziehung der Kinder wird empfohlen (Krähenbühl, 2011).

INFO 34 • E

Spezifische Interventionen für Patchworkfamilien

Entschleunigen. Falls der spontane Zusammenzug als Patchworkfamilie geplant ist, wird der Familie empfohlen, vor dem endgültigen Zusammenziehen mindestens mehrere Wochen gemeinsam zu verbringen.

Entdämonisierung. Die Auseinandersetzung mit einer dämonischen Sichtweise auf den Ex-Partner kann zu einer neuen Perspektive beitragen, dass die Schuld für ein Scheitern der Familie häufig nicht nur an einer Person liegt.

Normalisieren. Es entlastet die Patchworkfamilie, wenn aufgezeigt wird, dass es in anderen Patchworkfamilien ähnliche Probleme gibt. Sorgen und Probleme werden ernst genommen, aber auch als logische Folge der neuen Situation eingeordnet.

Aktives Einbeziehen von Ausgeschlossenen. Beide leiblichen Eltern werden prinzipiell mit einbezogen. Die einzige Ausnahme bildet ein Straftatbestand gegenüber den Kindern.

Fördern von elterlicher Kooperation. Absprachen bezüglich erzieherischer und elterlicher Aufgaben zwischen Patchworkfamilie und dem leiblichen Elternteil werden gefördert, damit die Kinder Sicherheit erhalten. Dabei ist es wichtig, Verantwortlichkeiten zwischen den Eltern zu klären. Die Verantwortlichkeit für Erziehungsfragen bleibt dabei jedoch vorrangig bei den leiblichen Eltern (Dusolt, 2000).

Konflikte klären. Konflikte zwischen den Eltern, Konflikte zwischen einem Stiefelternteil und einem extern lebenden Elternteil oder Konflikte zwischen den Stiefeltern werden in einem Gespräch ohne Kinder geklärt. Konflikte zwischen Stiefeltern und Stiefkindern oder Konflikte zwischen leiblichen Eltern, Stiefeltern und Kind bzw. Jugendlichen bearbeiten Therapeut:innen in einem Gespräch gemeinsam mit dem Kind / Jugendlichen.

Differenzieren lernen. Betroffene lernen in der Bezugspersonenarbeit, die vielfältigen Unterschiede zu erkennen und zu akzeptieren, die sich zwischen zwei Familien- und- Wertekulturen auftun. Die therapeutische Beratung wirkt dem »Kernfamilienspiel« entgegen und fördert die Differenzierung mit der Patchworkfamilie. Neue Familienregeln der Patchworkfamilie werden erarbeitet und implementiert. Bei deutlichen Unterschieden in einer Patchworkfamilie gilt es, Ausgleich zu schaffen. Bezugspersonen werden angeleitet und dabei unterstützt, besondere Beziehungsangebote für die Halbgeschwister zu machen, wenn beispielsweise dem gemeinsamen Kind in der Patchworkfamilie bisher ein zu hoher Stellenwert eingeräumt wurde.

Partnerschaften pflegen. Da Patchworkeltern oftmals viel Stress und Druck bewältigen müssen, wird das Elternpaar unterstützt, »Paarinseln« und Selbstfürsorge zu entwickeln.

AB 4 • R

Selbstreflexion: Eigene Einstellungen prüfen

Wie stehe ich persönlich zum Thema Patchworkfamilie? Welche Werte und Überzeugungen bringe ich dazu ein?

....

....

Wie beeinflusst meine eigene familiäre Erfahrung meine Sichtweise auf Patchwork-Konstellationen?

....

....

Wie kann ich sicherstellen, dass meine eigenen Ansichten die therapeutische Arbeit mit der Patchworkfamilie nicht unbewusst beeinflussen?

....

....

Wie finde ich die Balance zwischen der Unterstützung der individuellen Mitglieder und der Förderung des Familiensystems als Ganzes?

....

....

Warum empfinde ich manche Dynamiken in einer Patchworkfamilie als besonders herausfordernd?

....

Welche Stärken sehe ich in Patchworkfamilien und wie kann ich sie in der Therapie betonen?

....

....

Wie kann ich mich emotional abgrenzen, wenn Konflikte oder belastende Themen im Gespräch mit der Patchworkfamilie auftauchen?

....

....

5 Wie gestalte ich die Therapiebeziehung in der Elternarbeit?

Therapeut:innen schaffen durch eine empathische, klare, flexible, vertrauensvolle, unterstützende, wertschätzende und respektvolle Gestaltung der therapeutischen Beziehung eine wertvolle Basis für eine erfolgreiche Elternarbeit. Damit fördern sie auch die aktive Mitarbeit der Eltern. Dies trägt wiederum zum Erfolg der Kinderpsychotherapie und zur Stabilität der familiären Unterstützung des Kindes bei.

Informations- und Arbeitsblätter dieses Kapitels

INFO 35 Therapeutische Beziehung in der begleitenden Elternarbeit
Dieses Informationsblatt verdeutlicht das Beziehungsdreieck zwischen Therapeut:innen, Therapiekind bzw. Jugendlichem und den Eltern, in dem der therapeutische Behandlungsprozess stattfindet. Zudem werden wichtige Aspekte der konkreten Beziehungsgestaltung erörtert, die wesentlich dazu beitragen, eine vertrauensvolle, konstruktive und nachhaltige Zusammenarbeit mit Eltern zu gewährleisten.

INFO 36 Wirkfaktoren begleitender Elternarbeit
Im Überblick werden neun Wirkfaktoren begleitender Elternarbeit vorgestellt, die wesentlich zu einem Behandlungserfolg beitragen.

INFO 37 Wichtige Therapeutenvariablen in der Elternarbeit
Dieses Informationsblatt zeigt spezifische Eigenschaften, Haltungen und Kompetenzen von Therapeut:innen beim Aufbau und der Gestaltung einer tragfähigen Beziehung zu den bedeutsamen Bezugspersonen in der Elternarbeit auf.

INFO 38 Barrieren und Widerstände bei Psychotherapeut:innen
Dieses Informationsblatt soll für Barrieren und Widerstände sensibilisieren, die bei Therapeut:innen in der Elternarbeit wirksam werden können.

INFO 39 Die Rolle der Väter in der begleitenden Elternarbeit
Die Rolle von Vätern in der Elternarbeit wird häufig unterschätzt. Das Informationsblatt macht deutlich, warum gerade Väter bereits zu Behandlungsbeginn von Therapeut:innen in die Elternarbeit eingebunden werden sollten.

INFO 40 Rahmenbedingungen einer gelingenden Elternarbeit
Dieses Informationsblatt befasst sich mit förderlichen Rahmenbedingungen einer gelingenden Elternarbeit, die im Vorfeld und während des Therapieprozesses beachtenswert sind.

AB 5 Selbstreflexion: Gestaltung der Therapiebeziehung in der Elternarbeit
Die Impulsfragen auf diesem Arbeitsblatt können Therapeut:innen darin unterstützen, den Aufbau sowie die Gestaltung der Beziehung zu Eltern in der Elternarbeit achtsam vorzubereiten und im Verlauf durchzuführen.

Therapeutische Beziehung in der begleitenden Elternarbeit

In der begleitenden Elternarbeit befinden sich Kinder- und Jugendlichenpsychotherapeut:innen stets in einem Beziehungsdreieck zwischen dem Therapiekind bzw. -jugendlichen und den Eltern.

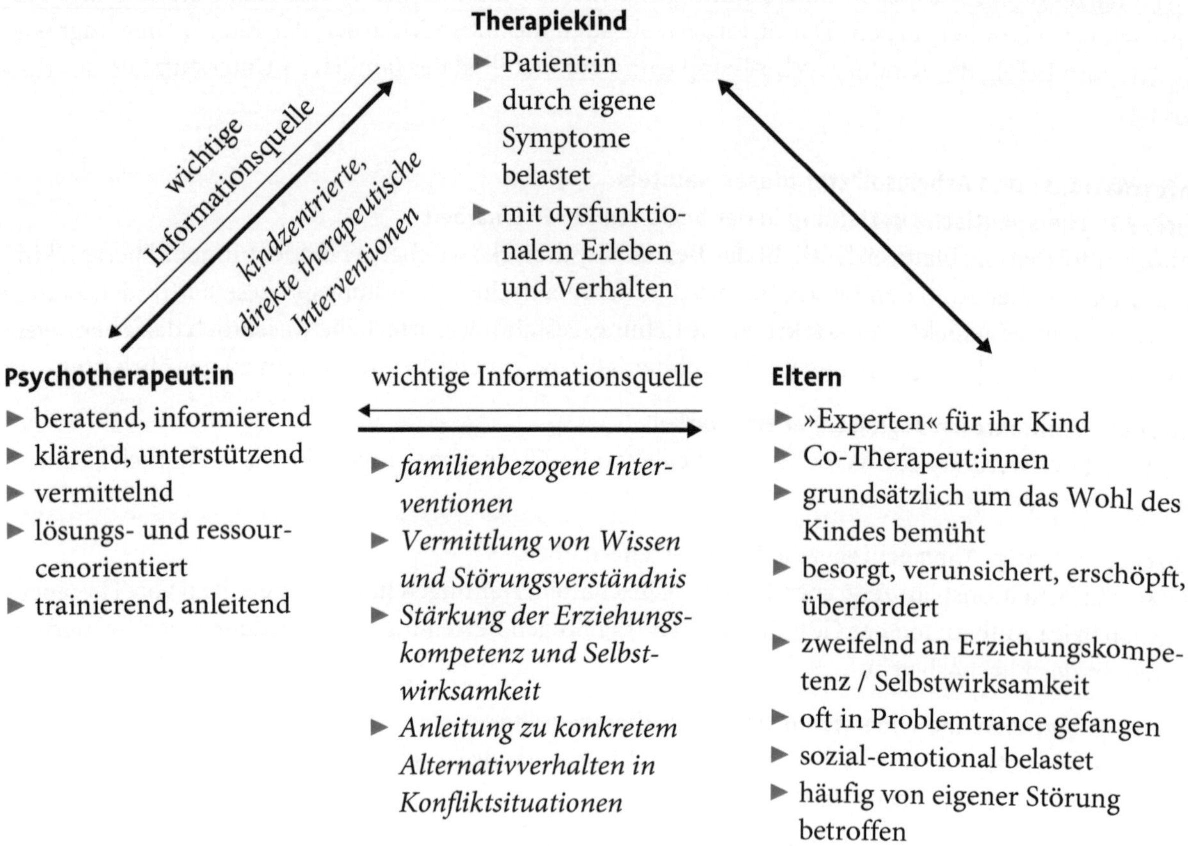

Abbildung Beziehungsdreieck in der begleitenden Elternarbeit

Durch kindzentrierte Interventionen werden im Therapieprozess Klärung und Veränderung mit dem Therapiekind erarbeitet. Familienbezogene Interventionen unterstützen die Reduktion psychopathologischer Symptomatik, den Transfer in den familiären Alltag und die Aufrechterhaltung von Therapieerfolgen. Bedeutsame Bezugspersonen des Therapiekindes werden in ihren Kompetenzen gestärkt. Neben Wissensvermittlung durch Psychoedukation tragen aktive Elemente des Übens und Ausprobierens von konkreten Bewältigungsmöglichkeiten im Umgang mit störungs- und familienspezifischen Belastungen in Wechselwirkung zwischen Therapiekind und familiärem Umfeld zu einer Verbesserung der Eltern-Kind-Beziehung bei. Dies fördert das gegenseitige Selbstwirksamkeitsempfinden. Mit einem gestärkten Vertrauen in die eigene Handlungsfähigkeit, dem Störungswissen, der konkreten Anleitung und dem Einüben von ressourcen- und lösungsorientierten Verhaltensweisen in interaktionellen Konfliktsituationen können sich Eltern in der begleitenden Arbeit während der therapeutischen Behandlung ihres Kindes aus der Problemtrance lösen und sich einem konsistenten, autoritativen Erziehungsstil annähern. Damit werden wiederum die positive Entwicklung des Therapiekindes sowie ein nachhaltiges Veränderungsgeschehen unterstützt. Die Teilnahme von Eltern an allgemeinen und störungsspezifischen Elterntrainingsprogrammen mit elternbezogenen Präventions- und Interventionsmaßnahmen kann diese Prozesse zusätzlich nachhaltig unterstützen.

Therapeutische Beziehung in der begleitenden Elternarbeit

Tipp

Vermittlung von psychologischen Grundannahmen (z. B. zu Entwicklungsaufgaben der Elternschaft, Erziehungshaltungen, Lerngesetzen), Auseinandersetzung mit der elterlichen Rollenübernahme, konkretes Erarbeiten und Einüben von Problemlösestrategien mit symptomorientierten Übungsanleitungen sowie ggf. ein Austausch mit anderen betroffenen Eltern stabilisieren elterliche Veränderungsprozesse.

Worauf sollten Therapeut:innen besonders achten?

Die therapeutische Beziehungsgestaltung in der Elternarbeit erfordert die Beachtung einiger besonderer Aspekte, um eine vertrauensvolle, konstruktive und effektive Zusammenarbeit mit den Eltern zu ermöglichen.

- **Aufbau von Vertrauen und Sicherheit**: Eine therapeutische Beziehung, die auf Vertrauen basiert, ist die Grundlage für erfolgreiche Elternarbeit. Therapeut:innen gehen verständnisvoll, empathisch, respektvoll und wertschätzend auf die Sorgen und Bedürfnisse der Eltern ein. Ein sicherer Rahmen, in dem Eltern sich verstanden und nicht beurteilt fühlen, stärkt ihre Bereitschaft zur Zusammenarbeit und Offenheit.
- **Empathie und unbedingte positive Wertschätzung**: Eltern bringen oft große Sorgen, Ängste und möglicherweise auch Scham in die Therapie ein. Es ist wichtig, dass Therapeut:innen diesen Gefühlen empathisch begegnet und den Eltern bedingungslos positive Wertschätzung entgegenbringen. Dies reduziert Widerstände und ermöglicht es den Eltern, aktiv an der Therapie mitzuwirken.
- **Transparenz und Klarheit**: Offene und klare Kommunikation über den Therapieprozess, die Rolle der Eltern und die Ziele der Elternarbeit ist entscheidend. Die Therapieziele sollten klar formuliert und gemeinsam mit den Eltern erarbeitet werden. Eltern sollten genau wissen, was auf sie zukommt, welche Erwartungen an sie gestellt werden und wie sie sich einbringen können. Transparenz schafft Vertrauen und gibt den Eltern das Gefühl, aktiv und informiert am Prozess teilzunehmen. Ein strukturierter Ablauf der Sitzungen gibt den Eltern Orientierung und Sicherheit.
- **Rollenklärung und Erwartungen**: Eine klare Rollenklärung ist wichtig, um Missverständnisse und Rollenkonflikte zu vermeiden. Therapeut:innen sollten deutlich machen, dass sie in erster Linie für das Kind da sind. Eltern sind dabei wichtige Unterstützer, Begleiter des Kindes im therapeutischen Prozess. Klare Absprachen über die Erwartungen an die Elternarbeit helfen, Frustration oder Enttäuschung von Eltern zu vermeiden. Vertraulichkeit der gemeinsamen Gespräche und Datenschutzeinhaltung bilden eine unbedingt einzuhaltende Basis.
- **Flexibilität und individuelle Anpassung**: Jede Familie ist einzigartig. Therapeut:innen gehen flexibel auf die individuellen Bedürfnisse und die jeweilige familiäre Dynamik ein. Dies erfordert eine Anpassung der therapeutischen Methoden an den spezifischen Kontext der Familie, damit Eltern sich verstanden und berücksichtigt fühlen. Eine flexible Gestaltung der Elternarbeit ermöglicht das Eingehen auf individuelle Bedürfnisse der Eltern.
- **Wahrung der Neutralität und Allparteilichkeit**: Gerade in Situationen, in denen es Konflikte zwischen Elternteilen gibt (z. B. bei Trennung oder unterschiedlichem Erziehungsstil), ist Neutralität besonders wichtig. Therapeut:innen sollten eine allparteiliche Haltung einnehmen und sich auf das Wohl des Kindes konzentrieren, ohne eine Seite zu bevorzugen. Dies schafft einen sicheren Rahmen, in dem beide Elternteile gleichermaßen Gehör finden.

Therapeutische Beziehung in der begleitenden Elternarbeit

- **Balance zwischen Unterstützung und Forderung**: Eine therapeutische Beziehung sollte Eltern einerseits unterstützen und entlasten, sie andererseits zur aktiven Mitarbeit motivieren. Therapeut:innen sollten daher achtsam sein, wann Unterstützung oder Verständnis benötigt wird und wann eine sanfte Herausforderung bzw. empathische Konfrontation sinnvoll ist, um Veränderung und Eigenverantwortung anzuregen.
- **Förderung der Selbstwirksamkeit der Eltern**: Ein zentraler Aspekt der Elternarbeit ist die Förderung der Selbstwirksamkeit, also des Vertrauens der Eltern in ihre Fähigkeit, das Kind angemessen zu unterstützen. Therapeut:innen können dies durch gezielte Rückmeldungen, positive Verstärkung erfolgreicher Verhaltensweisen durch explizites Loben und Anerkennung fördern, damit Eltern ihre eigenen Ressourcen erkennen und nutzen können. Eine Kombination der begleitenden Elterngespräche mit Elterntrainingsprogrammen, mit angeleiteten, praktischen Übungen und mit dem Erarbeiten sowie Ausprobieren von Strategien zur Verbesserung der elterlichen Erziehungskompetenzen bietet sich oftmals an.
- **Achtsamkeit gegenüber elterlichen Widerständen**: Widerstände der Eltern sollten als potenziell wertvolle Hinweise auf bestehende Ängste, Unsicherheiten oder bisherige negative Erfahrungen verstanden werden. Anstatt Widerstände zu konfrontieren, können Therapeut:innen diese als Gesprächsanlass nutzen und achtsam auf die zugrunde liegenden Bedürfnisse eingehen, um das Vertrauen und die Bereitschaft zur elterlichen Mitarbeit zu stärken.
- **Grenzen der Elternarbeit respektieren**: Manche Eltern sind nicht bereit oder in der Lage, bestimmte Themen in der begleitenden Elternarbeit zu besprechen oder aufzuarbeiten. Es ist wichtig, die Gründe für Widerstände zu verstehen und darauf einzugehen. Ein respektvoller und achtsamer Umgang mit elterlichen Grenzen und bei sensiblen Themen stärkt die therapeutische Beziehung und schafft ein Gefühl der Sicherheit. Eine schrittweise gemeinsame Annäherung kann helfen, elterliche Widerstände abzubauen.
- **Regelmäßige Reflexion der eigenen Haltung und Reaktionen**: Eine bewusste Selbstreflexion der eigenen Haltung und etwaige Vorurteile gegenüber Eltern ist entscheidend. Regelmäßige Reflexion und Supervision helfen Therapeut:innen, eine professionelle und wertfreie Haltung gegenüber den Eltern zu wahren sowie eigene Emotionen und Reaktionen in der Beziehungsgestaltung bewusst zu steuern. Regelmäßige Supervision kann dabei helfen, Übertragungs- und Gegenübertragungsprozesse zu bearbeiten.
- In der therapeutischen Beziehungsgestaltung sollten Therapeut:innen **Sensibilität** für kulturelle Unterschiede sowie für die **sozioökonomische Situation** der Familie aufbringen und ihre therapeutische Arbeitsweise entsprechend anpassen.

Tipp

Durch eine vertrauensvolle, unterstützende und respektvolle Gestaltung der therapeutischen Beziehung können Therapeut:innen eine wertvolle Basis für eine erfolgreiche Elternarbeit schaffen und die aktive Mitarbeit der Eltern fördern. Dies trägt maßgeblich zum Erfolg der Kinderpsychotherapie und zur Stabilität der familiären Unterstützung bei. Eine gelingende therapeutische Beziehungsgestaltung in der Elternarbeit ist entscheidend für den Erfolg der Therapie.

Wirkfaktoren begleitender Elternarbeit

Ein stabiles, unterstützendes familiäres Umfeld erhöht die Erfolgschancen der Kinderpsychotherapie erheblich. Wichtige Wirkfaktoren von begleitender Elternarbeit sind im Folgenden aufgeführt.

Förderung des Verständnisses für ihr Kind, aber auch für sich selbst

Elternarbeit unterstützt bedeutsame Bezugspersonen dabei, das Problemverhalten oder die emotionalen Schwierigkeiten des Kindes besser zu verstehen. Eltern erhalten ein tiefes Verständnis für die Ursachen und Auswirkungen der psychischen Schwierigkeiten ihres Kindes. Durch psychoedukative Maßnahmen wird ihnen verdeutlicht, wie innere und äußere Faktoren die psychische Gesundheit ihres Kindes beeinflussen. Die Vermittlung von entwicklungspsychologischem Wissen hilft dabei, die Verhaltensweisen des Kindes in einen entwicklungspsychologischen Kontext einzuordnen. Dies erleichtert eine mitfühlende und unterstützende Haltung gegenüber dem Kind und seiner Entwicklung. Dadurch wird ein Ausstieg aus der oftmals bereits vorhandenen Problemtrance möglich. Gleichzeitig bietet begleitende Elternarbeit aber auch die Möglichkeit, sich selbst beispielsweise im elterlichen Rollenverständnis, in den eigenen Erziehungshaltungen und in den biografischen Prägungen besser kennenzulernen und die Auswirkungen der eigenen intrapsychischen Schwierigkeiten in interpersonellen, familiären Konfliktsituationen einschätzen und modellieren zu lernen. Eltern werden zudem darin unterstützt, sich von Schuldgefühlen zu befreien und zu erkennen, dass sie häufig nicht für die Probleme ihres Kindes verantwortlich sind.

Stärkung der elterlichen Selbstwirksamkeit und Erziehungskompetenz

Ein zentraler Bestandteil begleitender Elternarbeit ist die Stärkung der elterlichen Selbstwirksamkeit und Erziehungskompetenz. Eltern erweitern in der gemeinsamen Arbeit mit Therapeut:innen ihr eigenes Methodenrepertoire an Erziehungsmöglichkeiten, um mit herausfordernden Situationen angemessen umzugehen. Dies stärkt das Vertrauen der Eltern in ihre eigenen Fähigkeiten, ihr Kind unterstützen und fördern zu können. Durch positive Erfahrungen und eine gezielte Stärkung der elterlichen Kompetenzen erleben die Eltern sich selbst als handlungsfähig und erfolgreich.

Regulation von Konflikten und Belastungen

Eltern sind oft selbst stark belastet. Elternarbeit kann helfen, familiäre Konflikte und Stressfaktoren zu identifizieren und zu regulieren. Eltern lernen, Stresssituationen besser zu bewältigen und ihre eigene psychische Belastbarkeit zu erhöhen. Dies stabilisiert die familiäre Atmosphäre, was wiederum einen positiven Einfluss auf das Wohlbefinden des Kindes hat.

Unterstützung bei der Verhaltensänderung

In der Elternarbeit werden Strategien zur Verhaltensmodifikation erarbeitet. Eltern lernen, wie sie mit schwierigen Situationen umgehen, angemessen auf das Verhalten des Kindes reagieren und ein positives, unterstützendes Umfeld schaffen können. Diese Maßnahmen unterstützen die im therapeutischen Setting erarbeiteten Veränderungen und helfen beim Transfer in den Erziehungsalltag.

Therapeutische Prozesse des Kindes unterstützen

Das familiäre Umfeld dient als »Übungsfeld« für das Kind, um neue Verhaltensweisen auszuprobieren und zu festigen. Eltern werden angeleitet, ihr Kind darin zu unterstützen, die therapeutischen Ziele motiviert im Alltag umzusetzen.

Wirkfaktoren begleitender Elternarbeit

Verbesserung der Kommunikation

Elternarbeit fördert eine verbesserte Kommunikation zwischen Eltern und Kind, was zu einer stärkeren Bindung und einem besseren Verständnis füreinander führt. Durch gezielte Techniken lernen Eltern, sensibler, offener und klarer mit dem Kind zu kommunizieren. Dabei ist es sehr wichtig, Kongruenz in der elterlichen Kommunikation auf allen Ebenen (verbal, non-verbal, paraverbal) zu stärken, um Erziehungsbotschaften gerade in Konfliktsituationen adäquat zu platzieren. Dies ermöglicht wiederum dem Kind, die elterlichen Botschaften richtig und unmissverständlich einzuordnen. Es stärkt die emotionale Bindung und hilft sowohl dem Kind als auch der Bezugsperson, sich verstanden und akzeptiert zu fühlen.

Modelllernen und Vorbildfunktion

Kinder lernen viel durch das Beobachten und Nachahmen ihrer Eltern. Elternarbeit zielt deshalb auch darauf ab, dass Eltern ein positives Modell für ihre Kinder darstellen. In der Elternarbeit werden Eltern darin angeleitet und unterstützt, ihr eigenes Verhalten und ihre Emotionsregulation der jeweiligen Konfliktsituation anzupassen und reflektierter bzw. bewusster zu handeln. Dies wiederum kann sich positiv auf das Erleben und Verhalten des Kindes auswirken.

Stärkung des familiären Umfelds

Elternarbeit zielt darauf ab, ein gesundes und unterstützendes familiäres Umfeld zu schaffen, das dem Kind eine stabile Basis für seine Entwicklung bietet. Eltern lernen, wie sie durch angemessene Struktur, Sicherheit und Stabilität die emotionale und soziale Entwicklung ihres Kindes unterstützen können. Eine Verbesserung der Beziehungen innerhalb der Familie wird angestrebt, um das Familiensystem zu stärken. Eltern werden darin unterstützt, Konflikte konstruktiv zu lösen und damit zu einer positiven Familienkultur beizutragen. Eine stabile Familienumgebung ist eine wichtige Voraussetzung für eine gesunde Entwicklung des Kindes und letztlich auch für das Wohlbefinden der Eltern.

Prävention von Rückfällen

Begleitende Elternarbeit bietet schließlich auch langfristige Unterstützung, um Rückfällen vorzubeugen. Eltern lernen, dysfunktionale Muster in der Familie zu durchbrechen und neue, gesunde Verhaltensweisen zu etablieren.

Wichtig

Begleitende Elternarbeit in der Kinderpsychotherapie leistet einen entscheidenden Beitrag zur erfolgreichen und nachhaltigen Behandlung von Kindern und Jugendlichen. Ein besseres Verständnis für sich selbst und das eigene Kind besonders in Konfliktsituationen, die Stärkung der elterlichen Erziehungskompetenz, die Verbesserung der Kommunikation, die Erweiterung des Repertoires an Erziehungs- sowie Regulationsmöglichkeiten und die Unterstützung des Familiensystems fördert nicht nur das Wohlbefinden des Kindes, sondern stärkt auch die gesamte Familie.

Wichtige Therapeutenvariablen in der Elternarbeit

Wichtige Therapeutenvariablen bei der Elternarbeit in der Kinderpsychotherapie umfassen spezifische Eigenschaften, Fähigkeit, Haltungen und Kompetenzen von Therapeut:innen, die den Erfolg der Elternarbeit positiv modellieren.

Kernvariablen von Therapeut:innen

- **Empathie und Wärme:** Empathie und emotionale Wärme sind essenziell, damit Eltern sich verstanden und wertgeschätzt fühlen. Therapeut:innen, die empathisch auf die Sorgen, Ängste und Unsicherheiten der Eltern eingehen, schaffen eine Atmosphäre des Vertrauens, die für eine offene Zusammenarbeit notwendig ist. Empathisches Zuhören und das Ernstnehmen der elterlichen Perspektiven stärken die therapeutische Beziehung und fördern eine konstruktive Elternarbeit. Die Fähigkeit, sich in die Situation der Eltern einzufühlen und ihnen Wertschätzung entgegenzubringen, unterstützt eine vertrauensvolle Atmosphäre, in der Eltern ihre Sorgen und Ängste offen ansprechen können.
- **Akzeptanz und Wertschätzung:** Therapeut:innen sollten eine möglichst neutrale, allparteiliche Haltung einnehmen, um vorhandene Konflikte innerhalb der Familie nicht zu verstärken. Wertschätzung der Eltern und ihrer Bemühungen wirkt motivierend und unterstützend. Therapeut:innen sollten Eltern ohne negative Bewertungen oder Vorurteile begegnen und deren Erziehungsschwierigkeiten, Sorgen und Nöten akzeptierend Raum geben. Dies fördert das Vertrauen in die therapeutische Beziehung und hilft Eltern, sich auf den Prozess einzulassen.
- **Fachliche Kompetenz und Sicherheit:** Ein kompetentes, sicheres und authentisches Auftreten von Therapeut:innen vermittelt Eltern das Vertrauen, dass ihre Fragen und Sorgen fundiert beantwortet werden. Ein umfassendes Wissen über kindliche Entwicklung, psychische Störungen und erziehungsrelevante Themen ist Voraussetzung für eine erfolgreiche Elternarbeit. Fachwissen über Kinderpsychotherapie, Entwicklungspsychologie und erprobte Methoden zur Arbeit mit Eltern sowie ein sicherer, kompetenter Umgang mit elterlichen Anliegen stärken die Glaubwürdigkeit von Therapeut:innen, fördern die therapeutische Beziehungsgestaltung und ermöglichen eine offene Kommunikation.
- **Klarheit und Struktur:** Eine klare Strukturierung der therapeutischen Gespräche gibt den Eltern Orientierung und erleichtert das gemeinsame Verstehen komplexer Zusammenhänge. Dies bildet die Basis für eine motivierte Zusammenarbeit sowie die anhaltende Veränderungsbereitschaft von Seiten der Bezugspersonen. Therapeut:innen sollten klare, konkrete Therapieziele formulieren und beharrlich gemeinsam mit den Eltern an deren Umsetzung arbeiten.
- **Ermutigung zur Selbstwirksamkeit:** Bedeutsame Bezugspersonen des Therapiekindes sollen sich in der Elternarbeit mit Therapeut:innen als fähig und kompetent erleben. Therapeut:innen unterstützen dies, indem sie Eltern durch gezielte Rückmeldungen in ihrer elterlichen Kompetenz stärken. Sie erarbeiten gemeinsam eine positive Grundhaltung zur wichtigen elterlichen Verantwortung für ihre Rolle im Entwicklungsprozess des Kindes. Dies fördert die Eigeninitiative der Eltern und bestärkt sie in ihrer Handlungskraft.

Wichtige Therapeutenvariablen in der Elternarbeit

- **Flexibilität und Anpassungsfähigkeit:** Jeder familiäre Kontext ist einzigartig. Therapeut:innen sollten bereit sein, ihre Methoden und Ansätze an die individuellen Bedürfnisse und das Umfeld der Familie anzupassen. Flexibilität ermöglicht es, auf die familienspezifische Dynamik, individuelle und familiäre Ressourcen und Herausforderungen der Familie einzugehen und praxisnahe Veränderungsmöglichkeiten zu entwickeln. Die Fähigkeit von Therapeut:innen, auf die individuellen Bedürfnisse der Eltern, des Kindes sowie der gesamten Familie einzugehen und den Therapieprozess entsprechend anzupassen, ist eine zentrale Kernkompetenz in begleitender Elternarbeit.
- **Konflikt- und Krisenmanagement:** Manche therapeutischen Sitzungen können emotional belastend oder konfliktreich sein. Therapeut:innen sollten in der Lage sein, emotionale Spannung wahrzunehmen und gegebenenfalls gezielt zu intervenieren, um Konflikte zu deeskalieren oder Krisensituationen zu managen. Ein sicherer und strukturierter Umgang mit herausfordernden Themen schafft einen sicheren Rahmen, in dem Eltern offen über ihre Schwierigkeiten sprechen können.
- **Transparente Kommunikation:** Transparente Kommunikation ist von Klarheit und Offenheit geprägt. Die Fähigkeit von Therapeut:innen, komplexe Sachverhalte verständlich zu vermitteln und eine offene Kommunikation zu fördern, ist eine bedeutsame therapeutische Kernkompetenz. Sie ist entscheidend, um Missverständnisse zu vermeiden und die Eltern kontinuierlich aktiv in den Therapieprozess einzubinden. Therapeut:innen sollten die therapeutischen Ziele, Methoden und Fortschritte transparent vermitteln, sodass Eltern den Prozess nachvollziehen können und eine aktive Rolle im Therapieprozess ihrer Kinder übernehmen.
- **Geduld und Toleranz für Rückschläge:** Gerade bei komplexen familiären Situationen, Chronifizierungen, automatisierten Erlebnismustern aller Beteiligten oder langanhaltenden Problemen sind Rückschläge im Therapieprozess keine Seltenheit. Therapeut:innen können mit Geduld und realistischer Einschätzung der Herausforderungen Eltern dabei helfen, auch bei Rückschlägen motiviert zu bleiben und langfristig positive Veränderungen anzustreben. Dies vermeidet Überforderung, Resignation oder Ausstieg aus der Elternarbeit und hilft, eine lösungsorientierte Haltung zu wahren.
- **Selbstreflexion und Achtsamkeit:** Bewusste Selbstreflexionsphasen im Therapieprozess und bei der Elternarbeit von Therapeut:innen sind essenziell, um eigene Werte, Normen oder Erwartungen zu erkennen und diese nicht unbewusst in die Elternarbeit einfließen zu lassen. Regelmäßige Selbstreflexion, auch angeleitet in Supervision, Intervisionsgruppen oder Qualitätszirkeln, hilft Therapeut:innen, mögliche persönliche Vorurteile oder Reaktionen zu erkennen und eine professionelle, neutrale Haltung gegenüber den Eltern zu bewahren.

Wichtig

Die Fähigkeit zum Aufbau und Gestaltung einer tragfähigen therapeutischen Beziehung zu den Eltern bildet eine entscheidende Grundlage für eine erfolgreiche Zusammenarbeit. Durch aktives Zuhören zeigen Therapeut:innen den Eltern, dass sie diese ernst nehmen und ihre Perspektive bzw. Sichtweise auf die Probleme ihres Kindes verstehen. Therapeut:innen sollten Eltern sowohl konfrontieren als auch unterstützen, um Veränderungen anzustoßen und zu ermöglichen. Kooperation mit anderen Berufsgruppen und enge Zusammenarbeit mit anderen Fachleuten (z. B. Kinderärzten, Lehrern) kann sowohl die Kinderpsychotherapie als auch die begleitende Elternarbeit wesentlich bereichern und unterstützen.

Wichtige Therapeutenvariablen in der Elternarbeit

Besondere Herausforderungen und Lösungsansätze für Therapeut:innen in der Elternarbeit

- **Widerstände der Eltern:** Eltern können sich sowohl der Kinderpsychotherapie als auch der begleitenden Elternarbeit widersetzen oder Schwierigkeiten haben, Veränderungen umzusetzen. Therapeut:innen sollten in der Lage sein, diese Widerstände zu erkennen, einzuordnen, offen anzusprechen und gemeinsam mit den Eltern zu bearbeiten.
- **Zeitliche Belastung:** Die Elternarbeit ist zeitaufwendig und in der Regelversorgung nur mit begrenztem Therapiestundenkontingent vorgesehen. Therapeut:innen sollten deshalb realistische, erreichbare und klare Therapieziele in der Elternarbeit setzen. Eltern benötigen bei der Umsetzung des neuen Erlebens und Handelns im Erziehungsalltag mit ihrem Kind kontinuierlichen Zuspruch, Anleitung und Unterstützung von Therapeut:innen.
- **Gruppenangebote:** Therapeut:innen können Eltern zusätzlich zu begleitender Elternarbeit in Gruppen zusammenbringen, um den Austausch und die gegenseitige Unterstützung zu fördern. Elterntrainingsprogramme bieten zudem eine Intensivierung und Stärkung elterlicher Erziehungskompetenz sowie ein zusätzliches, gutes Übungsfeld.
- **Hausaufgaben:** Therapeut:innen können mit gemeinsam vereinbarten »Jobs der Woche« oder Aufgaben für den elterlichen Umgang mit dem Kind ermutigend Anregungen für den Transfer der erarbeiteten Möglichkeiten in den Familienalltag geben. Damit schaffen sie ein begleitetes Übungsfeld für neue Muster des Erlebens und Verhaltens.
- **Regelmäßige Gespräche:** Therapeut:innen sollten regelmäßige Gespräche mit Eltern führen, um besonders in der mittleren Behandlungsphase des Kindes die Eltern für den therapeutischen Prozess nicht zu verlieren, um den Fortschritt der Kinderpsychotherapie zu überprüfen und um Interventionen anpassen zu können, falls dies erforderlich werden sollte.
- **Kulturelle Unterschiede:** Eltern mit einem anderen kulturellen Hintergrund sind darauf angewiesen, dass Therapeut:innen kulturelle Unterschiede wahrnehmen, berücksichtigen und entsprechend kultursensible Therapieangebote gemeinsam mit ihnen erarbeiten.

Fazit

Die Rolle von Therapeut:innen in der Elternarbeit ist vielfältig, anspruchsvoll und von zentraler Bedeutung für den Erfolg einer Kinderpsychotherapie. Sie fungieren als Begleiter, Ratgeber und Experten, die Eltern dazu anleiten, ihr Kind und sich selbst besser zu verstehen, bestmöglich mit effektiven Erziehungsstrategien zu unterstützen, die elterliche emotionale Belastbarkeit zu stärken, positive Eltern-Kind-Beziehungen aufzubauen und gemeinsam vereinbarte Therapieziele zu erreichen. Durch wichtige Fähigkeiten und ihre therapeutische Haltung können Therapeut:innen einen entscheidenden Beitrag zur Veränderungen im Konfliktgeschehen sowie zur Verbesserung der psychischen Gesundheit von Kindern und ihren Familien leisten.

Barrieren und Widerstände bei Psychotherapeut:innen

Oftmals werden Psychotherapeut:innen in der Elternarbeit mit eigenen Barrieren und Widerständen konfrontiert, die eine konstruktive Zusammenarbeit mit Eltern erschweren können.

Persönliche Barrieren und Widerstände von Therapeut:innen

- **Eigene Erziehungserfahrungen**: Eigene biografische Erfahrungen als Kind oder als Eltern beeinflussen unbewusst die Wahrnehmung und das Verhalten gegenüber den Eltern.
- **Gegenübertragung**: Unbewusste emotionale Reaktionen von Therapeut:innen auf Projektion von Gefühlen, Erwartungen oder Beziehungserfahrungen der Eltern (oder des Kindes) auf Therapeut:innen können das gegenseitige Verhältnis negativ beeinflussen, die therapeutische Beziehung belasten und die therapeutische Objektivität beeinträchtigen. Gegenübertragung kann durch eigene Beziehungserfahrungen oder innere Konflikte beeinflusst sein. Therapeut:innen reagieren z. B. genervt oder wütend auf einen Vater, der eine kritische Haltung einnimmt, weil sie dies an eigene Erfahrungen mit ihrem Vater erinnert. Es kann zur Überidentifikation mit einem Elternteil führen, wodurch die Neutralität gefährdet wird, oder zur Ablehnung eines Elternteils, weil dessen Verhalten eigene ungelöste Konflikte von Therapeut:innen triggert. Therapeut:innen könnten in Rollen gedrängt werden, die nicht ihrer Aufgabe entsprechen (z. B. als Ersatzelternteil oder Mediatorin). Der Fokus wird dadurch von den Bedürfnissen des Kindes abgelenkt.
- **Mangelnde Erfahrung, eigene Unsicherheiten und Grenzen**: Therapeut:innen werden in der Ausbildung primär auf die Arbeit mit Kindern vorbereitet. Unsicherheit in der Elternarbeit kann zu Widerständen führen, besonders wenn sie bereits negative Erfahrungen mit Elternarbeit gemacht haben oder noch wenig Kenntnisse im Bereich Erziehungsberatung besitzen. Dies kann auch zu Schwierigkeiten beitragen, die komplexen Dynamiken in Familien zu verstehen.
- **Unklare Rollendefinition:** Therapeut:innen sind sich manchmal unsicher, in welcher Rolle sie den Eltern gegenüber auftreten sollen (z. B. als Unterstützer, Berater oder als primäre Ansprechperson für die Erziehungsfragen). Diese Unklarheit kann zu Spannungen führen, da Eltern oft eine gezielte Lösung für Erziehungsfragen erwarten, während Therapeut:innen auf die psychotherapeutische Arbeit mit dem Kind fokussiert sind.
- **Eigene Werte und Überzeugungen**: Eigene Werte und Überzeugungen von Therapeut:innen können die Wahrnehmung der Familiensituation beeinflussen und zu unreflektierter Bewertung der Eltern führen.
- **Angst vor der Überforderung durch komplexe Familiendynamiken**: Besonders in hoch belasteten oder konfliktreichen Familien kann die Arbeit mit Eltern emotional fordernd sein. Therapeut:innen können Widerstände entwickeln, wenn sie befürchten, dass die Elternarbeit zu schwierig oder belastend wird und das Hauptziel in den Hintergrund gerät, das Kind zu unterstützen.
- **Triangulation**: In einem oftmals unbewussten Beziehungsmuster werden Therapeut:innen bzw. Patient:innen in den Konflikt oder die Beziehung der Eltern einbezogen, um Spannungen zwischen den Eltern zu regulieren oder zu kompensieren. Mit Sensibilität und professioneller Neutralität gilt es, die Eltern dabei zu unterstützen, ihre Konflikte eigenständig zu lösen, ohne sich als »Verbündete« oder »Vermittler«, »Puffer« oder »Sündenböcke« instrumentalisieren zu lassen. Therapeut:innen werden durch Aktivierung von Loyalitätskonflikten und dem aufkommenden Gefühl, Partei ergreifen zu müssen, emotional stark belastet. Durch Verantwortungsübernahme kann es zu Überforderung, Gefühlen von Schuld, Scham, Angst, Ärger sowie zu psychosomatischen Beschwerden von Therapeut:innen führen. Autonomie sowie Neutralität von Therapeut:innen werden durch die Übernahme elterlicher Probleme gehemmt.

Barrieren und Widerstände bei Psychotherapeut:innen

- **Emotionale Belastung durch Elternkonflikte**: Konflikthafte Elternbeziehungen (z. B. bei Trennungssituationen oder bei unvereinbaren Erziehungshaltungen) sind für Therapeut:innen sehr belastend. Oftmals vermeiden oder minimieren Therapeut:innen den direkten Austausch mit Eltern, um ihren eigenen emotionalen Stress zu reduzieren.
- **Vorurteile oder negative Einstellungen gegenüber den Eltern**: Therapeut:innen entwickeln manchmal eine kritische Haltung gegenüber den Eltern, insbesondere wenn sie diese als Hauptursache für die Probleme des Kindes sehen. Dies wirkt sich negativ auf die Zusammenarbeit aus und führt dazu, dass die Elternarbeit vernachlässigt oder nur widerwillig angegangen wird.
- **Schwierigkeit, die Balance zu halten**: Eine besondere Herausforderung besteht für Therapeut:innen darin, eine Balance zwischen der Arbeit mit dem Kind und der Unterstützung der Eltern zu finden. Manchmal befürchten Therapeut:innen, dass die Zeit und Energie, die in die Elternarbeit investiert wird, die eigentliche Behandlung des Kindes beeinträchtigen könnte, was wiederum zu inneren Widerständen führen kann.
- **Konfrontation mit mangelnder Motivation oder Einsicht bei den Eltern**: Wenn Eltern selbst wenig Einsicht in die Notwendigkeit der Elternarbeit haben oder wenig motiviert sind, kann der Eindruck entstehen, dass die Elternarbeit wenig erfolgversprechend ist. Dies führt zu Frustrationsgefühlen und Vermeidungstendenzen bei Therapeut:innen.
- **Umgang mit unrealistischen Erwartungen der Eltern**: Therapeut:innen werden manchmal mit unrealistischen elterlichen Erwartungen konfrontiert. Eltern wollen schnelle, konkrete Lösungen für Erziehungsfragen und zeigen dann wenig Interesse an einer längeren, prozessorientierten Elternarbeit. Diese Erwartungshaltung kann Therapeut:innen unter Druck setzen und widerwillig gegenüber Elternarbeit machen.

Systemisch bedingte Barrieren und Widerstände bei Therapeut:innen

- **Organisationale Rahmenbedingungen:** Enge Zeitpläne, hohe Fallzahlen und bürokratische Hürden beeinträchtigen die Motivation zu und die Qualität von Elternarbeit.
- **Berufsbildbezogene Haltung**: Therapeut:innen sehen sich häufig primär in der Rolle von Kindertherapeut:innen und betrachten Elternarbeit nicht als Teil ihres Aufgabenbereichs, was zur Zurückhaltung bzw. Ablehnung gegenüber intensiver Elternarbeit führt.
- **Zeitdruck**: Hoher Zeitdruck im Therapiealltag führt dazu, dass Elternarbeit zu kurz kommt oder oberflächlich bleibt, da sie oft zeitaufwendig ist und zusätzliche Sitzungen erfordert, die nicht immer im ursprünglichen Therapiekonzept vorgesehen sind. Das Kontingent für umfassende Elternarbeit ist in vielen Richtlinienverfahren sehr begrenzt.
- **Finanzielle Aspekte**: Mangelnde adäquate finanzielle Honorierung von Elternarbeit bei hohem zeitlichen und organisatorischem Mehraufwand kann für Therapeut:innen eine Barriere darstellen, insbesondere wenn zusätzliche telefonische oder direkte Kontakte erforderlich sind.
- **Kooperationsprobleme**: Schwierigkeiten in der Zusammenarbeit mit anderen Berufsgruppen (z. B. Kinderärzt:innen, Lehrer:innen) können die Elternarbeit für Therapeut:innen erschweren.
- **Kulturelle Unterschiede:** Bei Eltern mit einem anderen kulturellen Hintergrund können sprachliche Barrieren, unterschiedliche Erziehungskonzepte und Wertvorstellungen die Kommunikationsprozesse sowie eine konstruktive Zusammenarbeit erschweren.

INFO 39 • V

Die Rolle der Väter in der begleitenden Elternarbeit

Väter nehmen in der begleitenden Elternarbeit eine wichtige, aber leider noch immer häufig unterschätzte Rolle ein. Oftmals ist die Einbindung von Lebenspartnern oder leiblichen Elternteilen in die Elternarbeit auch durch persönliche Lebensumstände erschwert, wie z. B. bei alleinerziehenden oder getrennt lebenden Eltern, desinteressierten, ablehnenden Elternteilen oder unbekannten Samen- oder Eispenden bei heterologer Insemination innerhalb von Fertilitätsbehandlungen.

Warum werden Väter seltener in die Elternarbeit eingebunden?
Zeitmangel und Terminfindungsprobleme durch starke berufliche Verpflichtungen sowie andere Aktivitäten (z. B. Sport oder Ehrenamt) verhindern vordergründig die regelmäßige Teilnahme von Vätern an der begleitenden Elternarbeit im Zusammenhang mit der Psychotherapie ihrer Kinder. Flexible Termingestaltung und die Möglichkeit zur Teilnahme an Online-Sitzungen können hier zunächst Abhilfe schaffen. Einige Väter fühlen sich aber auch nicht angesprochen oder sehen keinen Bedarf, an Elterngesprächen teilzunehmen. In diesen Fällen ist es wichtig, die Bedeutung der Vaterrolle zu betonen und sie aktiv einzubeziehen. Zudem können traditionelle Geschlechterrollen und Vorstellungen von Männlichkeit dazu beitragen, dass Väter Schwierigkeiten haben, ihre Gefühle zu zeigen oder um Hilfe zu bitten. Therapeut:innen übernehmen hier eine unterstützende Rolle und ermutigen Väter zur Selbstöffnung.

Väter aktiv in die Elternarbeit einbinden
Die Einbindung von Vätern in die Psychotherapie mit Kindern und Jugendlichen als wichtige Dritte für die gesunde psychische Entwicklung des Kindes wird mittlerweile als essenziell in der Elternarbeit angesehen (z. B. Garstick, 2019). Ein sorgfältiger Umgang mit beiden Bezugspersonen ist für die Einleitung und Durchführung von Psychotherapien sehr wichtig. Wenn Väter nicht achtsam in die Abklärungsphase des therapeutischen Prozesses einbezogen werden, können sie oft die Indikationsstellung der Behandlung nicht nachvollziehen. Sie entwickeln u. U. heftige Widerstände gegen die weitere Behandlung ihres Kindes. Diesen Vätern fällt es schwer, ihren Kindern die Erlaubnis zur Nutzung des geschützten Raumes mit Therapeut:innen für ihre Weiterentwicklung zu erteilen. Damit Väter zu »konstruktiven Dritten« in der begleitenden Elternarbeit werden, braucht es ein intensives Bemühen um sie. Therapeut:innen sollten gerade diejenigen Väter auf die therapeutische Elternarbeit neugierig machen, die sich im traditionellen Rollenverständnis wenig partnerschaftlich in die Kinderbetreuung sowie Erziehungsaufgaben einbringen und sich primär als Ernährer der Familie sehen. So können große Beeinträchtigungen des gesunden triadischen Entwicklungsraumes gemeinsam bearbeitet und abgemildert werden.

Wichtig

Lange Zeit wurde die Erziehung und Betreuung von Kindern häufig mit der Mutter als primäre Beziehungsarbeiterin der Familie in Verbindung gebracht. In den letzten Jahrzehnten hat sich jedoch ein wachsendes Bewusstsein dafür entwickelt, dass beide Elternteile eine gleichberechtigte Rolle in der Erziehung einnehmen. Väter sollten bereits zu Beginn des Therapieprozesses ihres Kindes von Therapeut:innen psychoedukativ »abgeholt« und unterstützt werden, um sich als bedeutsame, aktive Mitgestalter in der Elternarbeit zu erleben.

Rahmenbedingungen einer gelingenden Elternarbeit

Um eine erfolgreiche Zusammenarbeit mit Eltern zu gewährleisten, sind bestimmte Rahmenbedingungen von großer Bedeutung. Diese schaffen eine Grundlage für Vertrauen, offene Kommunikation und eine konstruktive Veränderung. Eine vertrauensvolle, strukturierte Basis für die Zusammenarbeit zwischen Therapeut:innen und Eltern unterstützt den Psychotherapieprozess des Kindes bzw. Jugendlichen in entscheidendem Maße.

- Zu Beginn der Elternarbeit sollte zunächst gemeinsam eine **klare Zieldefinition** und **Absprache** über elterliche Erwartungen, Wünsche und Hoffnungen erfolgen. Eltern und Therapeut:innen sollten ein gemeinsames Verständnis erarbeiten, welche konkreten, realistischen sowie erreichbaren Ziele durch die Elternarbeit verfolgt werden und wie Eltern ihr Kind im Psychotherapieprozess unterstützen können. Dies schafft Orientierung und sorgt dafür, dass alle Beteiligten eine gemeinsame Vorstellung vom Prozess der Elternarbeit entwickeln und Eltern sich verstanden fühlen. Therapeut:innen sind gut beraten, mit den Eltern einen realistischen Zeitrahmen und machbare Ziele festzulegen, um Überforderung zu vermeiden und eine schrittweise Entwicklung zu ermöglichen. Eine offene Reflexion über den Fortschritt und flexible Anpassungen der Ziele unterstützen die Motivation der Eltern und fördern die Nachhaltigkeit von Elternarbeit.
- Eine **vertrauensvolle Atmosphäre** und ein **respektvoller Umgang** miteinander, mit dem sich Eltern wertgeschätzt und sicher fühlen, ist entscheidend für eine erfolgreiche Zusammenarbeit. Ein offenes und wertschätzendes Arbeitsklima erleichtert es, über Sorgen, Ängste, Schuldgefühle, Erschöpfung, aber auch über Ärger und Enttäuschungen zu sprechen. Therapeut:innen sollten sensibel, achtsam und wertschätzend auf die Anliegen der Eltern eingehen und klar kommunizieren, welche Informationen in die Elternarbeit einfließen und welche nicht (z. B. Informationen, die ausschließlich mit dem Kind bzw. Jugendlichen oder auch nur mit den Bezugspersonen besprochen werden). Die Wahrung der Vertraulichkeit ist essenziell für das Aufbauen von Vertrauen.
- **Regelmäßige** und **strukturierte Termine** für die Elternarbeit, die in den Therapieplan des Kindes eingebaut werden, gewährleisten Kontinuität, Verlässlichkeit und einen hohen Grad an Verbindlichkeit. Regelmäßige Treffen gewährleisten einen kontinuierlichen Austausch sowohl über Fortschritte als auch über Rückschläge oder Barrieren der Veränderbarkeit.
- Obwohl festgelegte Zeiten und eine vorausschauende Terminplanung helfen, die Elternarbeit zu strukturieren und die gemeinsame Zusammenarbeit verbindlicher zu gestalten, ist eine **flexible Gestaltung** erforderlich, die in der Frequenz und Dauer der begleitenden Elterngespräche an die individuellen Bedürfnisse der gesamten Familie angepasst wird. Dies schließt auch ein Entgegenkommen bei der Terminfindung mit ein. Elternarbeit, die flexibel an die Lebensumstände und Bedürfnisse der Eltern sowie der gesamten Familie angepasst wird, insbesondere in Bezug auf zeitliche oder organisatorische Aspekte, wird oftmals mit geringeren Abbruchraten belohnt. Dies kann bedeuten, dass Elternarbeit auch in unterschiedlichen Formaten angeboten wird, um die Teilnahme zu erleichtern (z. B. als Einzelgespräch, mit beiden Elternteilen oder bei Bedarf per Telefon, Video oder Hausbesuche).
- Eine **offene** und **transparente Kommunikation** ist wichtig, damit Eltern Vertrauen in den therapeutischen Prozess ihres Kindes entwickeln. Dabei sollten Therapeut:innen aktiv zuhören und immer mal wieder zu einem Perspektivwechsel bereit sein. Das Gehörte sollte von Therapeut:innen zusammengefasst und reflektiert werden, um sicherzustellen, dass es richtig verstanden wurde. Therapeut:innen machen Therapieziele, angewendete Methoden und den Verlauf der Therapie kontinuierlich transparent und informieren Eltern regelmäßig über die Fortschritte.

Rahmenbedingungen einer gelingenden Elternarbeit

- **Erreichbarkeit** und **Ansprechbarkeit** von Therapeut:innen für Eltern unterstützen einen kontinuierlichen Austausch, auch und besonders in Krisenzeiten. Es ist hilfreich, wenn Eltern die Möglichkeit haben, sich bei Fragen oder Problemen auch zwischen den Sitzungen an Therapeut:innen wenden zu können. Sie sollten aber auch die Möglichkeit haben, über Erfolge berichten zu können. Klare Kommunikationswege und die Festlegung von Kontaktzeiten oder -möglichkeiten geben den Eltern Struktur und Sicherheit, ohne dass Therapeut:innen permanent erreichbar sein müssen (z. B. auch per Mail, Brief oder AB-Nachrichten).
- **Psychoedukative Angebote für Eltern**, also die Vermittlung von Wissen über psychische Gesundheit, Entwicklungspsychologie und Therapieziele, bilden eine wichtige Grundlage für erfolgreiche, begleitende Elternarbeit. Es hilft Eltern, die Probleme ihres Kindes, ihre eigenen Schwierigkeiten im Kontext ihrer herausfordernden Erziehungsarbeit und die therapeutischen Ansätze besser zu verstehen, und fördert ihre Mitarbeit und Motivation im Therapieprozess.
- Eine ausgewogene **Einbindung beider Elternteile**, sofern dies möglich ist, kann den Therapieerfolg des Kindes und die Effizienz von Elternarbeit wesentlich verbessern. Beide Eltern können das Kind auf unterschiedliche Weise unterstützen und ihre Zusammenarbeit fördert eine konsistente Unterstützung des Kindes im Alltag. Oftmals wird dadurch auch die gesamte Familie gestärkt und die Kohärenz der Familienmitglieder gefördert. In manchen Fällen erweist es sich als hilfreich, **weitere Bezugspersonen** (wie Großeltern, Lehrer:innen oder andere Fachkräfte) in die Elternarbeit einzubinden oder zumindest zu berücksichtigen, um ein umfassendes Unterstützungssystem für das Kind, aber auch für die Eltern zu schaffen. Eine klare Absprache über die Rolle dieser Personen kann die Wirkung der Elternarbeit deutlich stärken.
- Eine **reflektierte, professionelle Haltung** von Therapeut:innen ist für die nachhaltigen Effekte von Elternarbeit entscheidend. Regelmäßige **Supervision** und **Fortbildung** zur Elternarbeit fördern die Qualität der Elternarbeit und unterstützen Therapeut:innen dabei, eigene Unsicherheiten oder Vorurteile zu erkennen und abzubauen.

Tipp

Diese Rahmenbedingungen fördern eine vertrauensvolle, wertschätzende Zusammenarbeit zwischen Therapeut:innen und Eltern. Sie schaffen ein stabiles Fundament für gelingende Elternarbeit und die therapeutische Begleitung des Kindes. In einer achtsamen, respektvollen, an die Bedürfnisse der Eltern orientierten Atmosphäre gelingt es ihnen eher, ihrem Kind die Erlaubnis für vertrauensvolle Zusammenarbeit mit Therapeut:innen sowie für ihre individuelle Weiterentwicklung auszusprechen. Manchmal gehört dazu auch, den therapeutischen Rahmen für die oftmals erschöpften, frustrierten und verausgabten Eltern durch Angebote von Wasser, Tee oder Kaffee zu einem Wohlfühlort werden zu lassen, in dem sie sich vertrauensvoll öffnen können. Letztlich geht es darum, durch entsprechende förderliche Rahmenbedingungen die Bereitschaft der Eltern zu steigern, sich aktiv in den Therapieprozess ihres Kindes einzubringen. Dies erhöht nicht nur die elterliche Erziehungskompetenz, sondern auch die Wirksamkeit der Kinderpsychotherapie.

AB 5 • Ⓡ

Selbstreflexion: Gestaltung der Therapiebeziehung in der Elternarbeit

Welche Schwierigkeiten oder Hemmungen nehmen Sie bei sich selbst wahr, wenn es um die Gestaltung der Beziehung zu Eltern geht?

....

....

Welche Wirkfaktoren können Sie bisher weniger gut umsetzen? Wie erklären Sie sich das?

....

....

Welche therapeutischen Kernvariablen haben Sie bei sich entdeckt, die Sie gern noch weiterentwickeln möchten?

....

....

Welche Barrieren und Widerstände haben Ihnen die Elternarbeit bisher bereits erschwert? Wie könnten Sie diese überwinden?

....

....

Welche Beziehungserfahrungen haben Sie selbst mit Ihrem Vater gemacht und wie wirken sich diese möglicherweise auf Ihre therapeutische Elternarbeit aus?

....

....

Welche Faktoren einer positiven Elternschaft sind Ihnen in der Elternarbeit besonders wichtig?

....

....

Welche Rahmenbedingungen von Elternarbeit können Sie weniger gut umsetzen? Warum fällt Ihnen dies schwer?

....

....

6 Was sind die wichtigsten Techniken in der Elternarbeit?

Verschiedene Interventionen und Techniken können angewandt werden, um Elterngespräche in der Kinderpsychotherapie wirkungsvoll zu gestalten. Um die bestmögliche Wirkung zu erreichen, werden die Interventionen an die Bedürfnisse und Ressourcen der Familie angepasst. Sie lassen sich im Verlauf der Therapie häufig kombiniert anwenden.

Informations- und Arbeitsmaterial dieses Kapitels

INFO 41 Interventionen in der verhaltenstherapeutisch basierten Elternarbeit

Auf diesem Informationsblatt werden einige zentrale VT-Techniken dargestellt, wie Eltern ihre Erziehungsfähigkeit stärken und problematische Interaktionen mit ihren Kindern verändern können.

INFO 42 Interventionen in der psychodynamisch basierten Elternarbeit

In der psychodynamischen Therapie werden in Elterngesprächen unbewusste Konflikte, Beziehungsmuster und Übertragungsprozesse bewusst gemacht und bearbeitet. Ziele und Techniken aus der Psychodynamischen Therapie werden in Kurzform dargestellt.

INFO 43 Interventionen in der systemisch basierten Elternarbeit

In der Systemischen Therapie liegt der Fokus auf der Interaktion und den Beziehungen innerhalb des Familiensystems. Wichtige Fragetechniken wie zirkuläres Fragen, Skulpturarbeit und paradoxe Intervention des systemischen Ansatzes werden vorgestellt und erklärt.

INFO 44 Interventionen in der schematherapeutisch basierten Elternarbeit

Dieses Informationsblatt erläutert kognitive, emotionale, verhaltens- und beziehungsorientierte Interventionen in der schematherapeutisch basierten Elternarbeit. Diese Techniken werden unter drei verschiedenen Schwerpunkten eingesetzt (elterlicher Umgang mit dem Kind, Auseinandersetzung mit der eigenen inneren Modusdynamik, Veränderung und Überwindung von Verzahnungen zwischen Kind und Bezugsperson).

INFO 45 Interventionen aus der Family Based Therapy (FBT)

Der evidenzbasierte Ansatz der FBT wird derzeit vor allem bei Essstörungen wie Anorexia und Bulimia nervosa eingesetzt. Im Zentrum steht die Familie als Ressource für die Genesung des betroffenen Kindes oder Jugendlichen. Dieses Informationsblatt zeigt eine besondere Vorgehensweise der für Essstörungen entwickelten Elternarbeit.

INFO 46 Praxisorientierte Strategien für Eltern

Das Informationsblatt bietet praxisorientierte Strategien, um Eltern aktiv in die Kindertherapie einzubeziehen und ihnen Werkzeuge an die Hand zu geben, die gesunde Entwicklung des Kindes zu unterstützen. Goodyear-Brown (2021) entwickelte kreative Interventionen, in denen sie Techniken aus verschiedenen Therapieformen und neurobiologischen Studien interdisziplinär kombinierte.

AB 6 Selbstreflexion: Verschiedene Techniken für die Elternarbeit

Die Reflexion über verschiedene Ansätze soll aufzeigen, wie wichtig es ist, flexibel zu bleiben und jede Technik an die individuellen Bedürfnisse der Eltern anzupassen. Man sollte sich bewusst Zeit nehmen, die eigenen Interventionen kritisch zu hinterfragen.

Interventionen in der verhaltenstherapeutisch basierten Elternarbeit

Die Ziele der Elternarbeit in der Verhaltenstherapie beinhalten vor allem, das Verständnis für die Probleme und das Verhalten ihres Kindes zu fördern und Wissen über die Faktoren der Entstehung und Aufrechterhaltung der Störung zu vermitteln. Die Selbstwirksamkeit der Eltern wird verbessert und elterliche Ressourcen aktiviert. Eine positive Eltern-Kind-Interaktion wird gefördert und die Eltern werden darin unterstützt, eine unterstützende und strukturierte Umgebung für das Kind schaffen zu können. Oft in der Elternarbeit angewandte Techniken aus der Verhaltenstherapie werden im Folgenden aufgeführt.

Psychoedukation der Eltern

Die Eltern lernen, warum das Kind sich in bestimmten Situationen so verhält. Genese und Aufrechterhaltung psychischer Störungen werden vermittelt. Eine umfassende Verhaltensanalyse mit einem SORCK-Modell nach Kanfer (Bockwyt, 2020) ermöglicht den Eltern eine differenzierte Betrachtung des Verhaltens in Wechselwirkung mit situativen Auslösern, Kognitionen und Emotionen sowie Verhaltenskonsequenzen. Auslösende und aufrechterhaltende Bedingungen des kindlichen Problemverhaltens werden den Eltern bewusst gemacht.

Training der elterlichen Kompetenzen

Die PCIT (parent-child-interaction therapy; Niek, 2018) wurde ursprünglich als Verfahren für drei- bis sechsjährige Kinder entwickelt. Sie fokussiert auf die Interaktion zwischen Bezugsperson und Kind in zwei Behandlungsphasen im sogenannten »Live-Coaching« mit Therapeut:innen. Zunächst wird die Bezugsperson im Spieltraining angeleitet, sich von ihrem Kind im Spiel führen zu lassen. Es soll sich eine angenehme Interaktion mit dem Kind entwickeln. In der zweiten Phase werden ELVIS-Strategien eingeübt (**E**chte Begeisterung, spezifisches **L**ob, **V**erhaltensbeschreibung, **I**mitation, **S**piegeln).

Funktionale Analyse

Gemeinsam mit den Eltern wird das problematische Verhalten des Kindes untersucht, Auslöser und Konsequenzen werden analysiert und Eltern lernen, das Verhalten des Kindes zu erkennen und gezielt zu verändern. So vermindert sich etwa durch Vermeidung von Verstärkung des problematischen Verhaltens das problematische Verhalten selbst.

Kontingenzmanagement mit operanter Konditionierung

Mechanismen und Techniken der operanten Konditionierung werden ausführlich mit den Eltern erarbeitet, um dadurch ein besseres Verständnis von Zusammenhängen des problematischen Verhaltens und dem Erziehungsverhalten zu erreichen. Mit den Eltern werden Token-Programme für zuhause entwickelt, in denen positive Verhaltensweisen konstant positiv konditioniert werden. Erwünschte Verhaltensweisen werden durch Belohnung gefestigt und Problemverhalten oder deren Vorboten durch Entzug der Verstärkung abgeschwächt.

Rollenspiele

Rollenspiele ermöglichen den Eltern, neue Verhaltensweisen und Handlungsstrategien in geschütztem Rahmen zu erproben und einzuüben. Durch Rollenspiele der Eltern mit Therapeut:innen findet Modelllernen statt. Therapeut:innen können den Eltern direkt Hilfestellungen geben, um Erfolgserlebnisse im Umgang mit dem Kind zu ermöglichen. Rollenspiele fördern die Mentalisierungsfähigkeit der Eltern, da verschiedene Rollen und Perspektiven eingenommen werden (u. a. auch die kindliche Rolle).

Interventionen in der verhaltenstherapeutisch basierten Elternarbeit

Shaping

Die Verhaltensformung ist ein Verfahren der operanten Konditionierung, bei dem das Zielverhalten in kleine Teilschritte unterteilt wird. Die Annäherung an das Zielverhalten wird sukzessive durch positive Verstärkung und Lob aufgebaut. Therapeut:innen verstärken günstigere Erziehungsstrategien oder Lösungsideen, um schrittweise eine Annäherung an günstiges Verhalten der Eltern zu erreichen.

Chaining

Bei komplexeren Verhaltensweisen wird das Zielverhalten in einzelne Abschnitte aufgespalten und die einfacheren Teilschritte werden miteinander verknüpft. Beim *Forward Chaining* wird mit dem ersten Teilschritt begonnen und schrittweise die Kette verlängert. Beim *Backward Chaining* wird mit dem letzten Teilschritt begonnen und vorangehende Schritte hinzugefügt.

Selbstbeobachtungen, Selbstbewertungen und Selbstverstärkungen

Systematische Selbstbeobachtungen und Dokumentation des eigenen Verhaltens durch Verhaltenschecklisten, Tagebücher oder Protokolle machen den Eltern Verhaltensmuster und auslösende Faktoren bewusst und dienen als Grundlage für weitere Interventionen, um Verhalten zu ändern. Es werden den Eltern Hausaufgaben gegeben, sodass ein Alltagstransfer nach zu Hause stattfinden kann.

Verhaltensexperimente

Geplante erlebnisorientierte Aktivitäten, die auf Experimenten oder Beobachtungen basieren, werden mit den Eltern durchgeführt. Ziel ist es, die dysfunktionalen Gedanken und Überzeugungen zu überprüfen und gegebenenfalls zu modifizieren. Durch häufiges Wiederholen werden die veränderten Überzeugungen und neuen Verhaltensweisen eingeübt.

Expositionstraining

Eltern unterstützen das Kind, sich schrittweise mit angstauslösenden Situationen auseinandersetzen und lernen dabei, ihre eigene Unsicherheit und übertriebene Fürsorge abzubauen. Therapeut:innen fördern die Kompetenz der Eltern, angemessen auf das Kind zu reagieren.

Aufbau von Routinen

Gemeinsam mit den Eltern werden feste Strukturen und Rituale für den Alltag erarbeitet. Dadurch können Stabilität und Vorhersehbarkeit im Alltag entstehen, die sich positiv auf das Verhalten des Kindes auswirken.

Stärkung des Selbstwerts und Umgang mit den Schuldgefühlen der Eltern

Indem Therapeut:innen den Fokus auf die Stärken der Eltern legen, fördern sie deren Selbstvertrauen. Sie arbeiten mit den Eltern alle Herausforderungen heraus, die sie in der Vergangenheit schon gemeistert haben. Im Gespräch wird der Blick der Eltern auf die Lösungen gelenkt, damit Eltern sich als handlungsfähig und selbstwirksam erleben. Wenn Eltern Schuldgefühle verbalisieren, werden diese validiert und entpathologisiert, indem erklärt wird, dass Schuldgefühle ein normaler Teil der Elternschaft sind. Negative Denkmuster der Eltern werden hinterfragt und kognitiv umstrukturiert. Schuldgefühle können in der Elternarbeit als Antrieb für eine konstruktive Veränderung in der Familie umgewandelt werden.

Interventionen in der verhaltenstherapeutisch basierten Elternarbeit

Stärkung der Selbstkontrolle und Stressmanagement
Eltern lernen, wie sie in stressigen Situationen sich selbst regulieren können. Techniken wie Achtsamkeitstraining, Selbstinstruktionstraining oder Entspannungstechniken können eingesetzt werden. Ziel ist eine Reduktion des elterlichen impulsiven Verhaltens auf das problematische Verhalten des Kindes.

Kognitive Umstrukturierung bei den Eltern
Hierbei geht es um Identifizierung dysfunktionaler Gedanken der Eltern im Hinblick auf ihre Erziehungskompetenz oder Schuldgefühle gegenüber dem Kind. Bedingte Annahmen und Kerngedanken werden mit der Downward-Arrow-Technik herausgefunden. Mithilfe des Sokratischen Dialogs und weiteren Techniken werden die dysfunktionalen Gedanken verändert (vgl. Beck, 1995).

Eltern als Co-Therapeut:innen
Eltern werden aktiv in den therapeutischen Prozess mit eingebunden und in verhaltenstherapeutischen Techniken geschult. Im häuslichen Umfeld werden ihnen therapeutische Aufgaben übertragen. Therapeut:innen unterstützen Eltern bei der Umsetzung der Interventionen im Alltag. Die gemeinsamen therapeutischen Aktivitäten von Eltern und Kind stärken die Eltern-Kind-Beziehung.

Wichtig • In der verhaltenstherapeutischen Elternarbeit werden vor allem die aufrechterhaltenden Faktoren der kindlichen Störung modifiziert

Die Elternarbeit in der Verhaltenstherapie zielt auf die Vermittlung konkreter Strategien zur Änderung des elterlichen Verhaltens dem Kind gegenüber ab. Eltern werden durch Schulung, Beratung und aktive Einbindung in die Lage versetzt, eine positive Verhaltensänderung bei ihrem Kind herbeizuführen, indem sie ihr eigenes Verhalten modifizieren.

Interventionen in der psychodynamisch basierten Elternarbeit

In der psychodynamischen Elternarbeit sollen die Erziehungskompetenz und die emotionale Verfügbarkeit der Eltern für das Kind gestärkt werden. Eltern lernen, sich selbst und ihr Kind besser zu verstehen. Unbewusste Konflikte und Beziehungsmuster sowie Übertragungsprozesse werden analysiert und verändert. Dadurch lernen Eltern, konstruktiv mit Herausforderungen umzugehen. Als grundsätzlichen Behandlungstechniken werden beschrieben:

Psychoedukation
Eltern erhalten Informationen über die psychodynamische Theorie und die spezifischen Probleme ihres Kindes. So können sie die zugrundeliegenden innerpsychischen Konflikte ihres Kindes besser verstehen und besser mit den Emotionen und Verhaltensweisen ihres Kindes umgehen.

Rückmeldung aus der Kindertherapie
Therapeut:innen interpretieren und deuten Verhaltensweisen, das Spiel aus der Kindertherapie oder aus Träumen des Kindes und berichten regelmäßig den Eltern. Dadurch können diese die innere Welt ihres Kindes besser verstehen.

Übertragung und Gegenübertragung
In der Elternarbeit werden die Übertragung (Eltern projizieren Gefühle auf die Therapeut:innen) und die Gegenübertragung (Therapeut:innen projizieren Gefühle auf die Eltern) analysiert. Bei der Übertragung findet eine Wiederholung und Reaktivierung von Beziehungsmustern und Gefühlen aus der Vergangenheit statt. In der Gegenübertragung werden Gefühle, Fantasien und Verhaltensweisen beschrieben und bewusst gemacht, die Therapeut:innen den Eltern gegenüber entwickeln.

Containment
Therapeut:innen nehmen Projektionen der Eltern im Gespräch auf, ohne mit den eigenen Emotionen zu reagieren. Sie fungierten als »Container« für starke Emotionen der Eltern und spiegeln die Gefühle der Eltern in einer erträglichen und reflektierten Form wider.

Reflexion der Eltern-Kind-Beziehung
Therapeut:innen analysieren und reflektieren die Beziehungsmuster und Interaktionen zwischen Eltern und Kind. Die elterliche Reflexionsfähigkeit wird gefördert. Dadurch erkennen Eltern, wie ihre unbewussten Konflikte oder Wünsche die Interaktion mit ihrem Kind beeinflussen.

Mentalisierungsförderung
Durch gezieltes Nachfragen wird bei den Eltern die Fähigkeit gefördert, die Zustände ihres Kindes wie Gefühle, Wünsche und Intentionen besser zu erfassen. Insgesamt wird die Fähigkeit zur Selbstreflexion und Fremdreflexion verbessert.

Widerstandsanalyse
Die unbewussten Widerstände der Eltern werden von therapeutischer Seite erkannt und den Eltern bewusst gemacht. Dadurch können sie aufgelöst werden. Die zugrunde liegenden Motive und Konflikte werden gedeutet. Widerstände sind unbewusste Abwehrmechanismen, die sich gegen die Bewusstmachung verdrängter Inhalte richtet. Sie dienen dazu, das Gleichgewicht der Eltern aufrechtzuerhalten und Ängste abzuwehren.

Interventionen in der psychodynamisch basierten Elternarbeit

Arbeit an den Abwehrmechanismen

Therapeut:innen helfen Eltern, die eigenen Abwehrmechanismen zu erkennen und zu verstehen, wie sie die Beziehung zum eigenen Kind beeinflussen (z. B. Verdrängung, Rationalisierung, Projektion, Reaktionsbildung, Wendung gegen die eigene Person, Introjektion, Affektisolierung, Regression, Sublimierung).

Spiegeln

Ein Kind braucht eine wertschätzende, bestätigende Spiegelung seiner Gefühle, Bedürfnisse und Fähigkeiten. Wenn frühe Spiegelerfahrungen des Kindes mangelhaft waren, übernehmen Therapeut:innen das einfühlsame »Spiegeln« beim Kind und vermitteln diese Fähigkeit an die Eltern.

Freie Assoziation

Eltern können spontan auftauchende Gedanken, Gefühle und Einfälle in der Elternarbeit äußern, um Zugang zu ihrem Unbewussten herzustellen.

Förderung der Eltern-Kind-Bindung

Therapeut:innen arbeiten an der Verbesserung der Eltern-Kind-Bindung. Die Eltern werden in den psychodynamischen Prozess miteingebunden, damit sie das Kind effektiv unterstützen können, sein Problem zu lösen.

Wichtig • Elternarbeit und die Beziehung des Kindes zu Therapeut:innen ergänzen sich

Die Elternarbeit in der Psychodynamischen Therapie beschäftigt sich mit unbewussten Prozessen wie Übertragung und Gegenübertragung innerhalb der Eltern-Kind-Beziehung. Im Mittelpunkt stehen die Reflexion und Bearbeitung dieser Übertragungsprozesse, Beziehungsmuster und Dynamiken.

Interventionen in der systemisch basierten Elternarbeit

Die Systemische Therapie zielt darauf ab, festgefahrene Muster zwischen den Familienmitgliedern zu unterbrechen, neue Perspektiven zu eröffnen und die Handlungsmöglichkeiten des Familiensystems zu erweitern. Neue Lösungsmöglichkeiten werden entwickelt. Die folgende Aufzählung erläutert zentrale Techniken für das Elterngespräch oder das Familiengespräch.

- **Vier Hauptrückfragen:** Die vier Hauptrückfragen der Systemischen Therapie sind zentrale Werkzeuge, die helfen, den Blick auf verschiedene Aspekte des Problems oder des Systems zu lenken. Zu Beginn werden vier Hauptfragen an alle Familienmitgliedergestellt:
  (1) Was ist für Sie das Problem? (Kontextklärung, Problemwahrnehmung)
  (2) Was wünschen Sie sich und wo sehen Sie Lösungsmöglichkeiten? (Zielvorstellungen, Lösungsmöglichkeiten)
  (3) Was wünschen Sie sich von mir? (Klärung Therapieauftrag)
  (4) Wie können Sie mir dabei helfen? (Kooperationsvorstellung)
- **Zirkuläres Fragen:** Diese Technik wird verwendet, um einen Perspektivwechsel in der Familie zu fördern sowie Beziehungsmuster und Beziehungsdynamiken aufzudecken. Die eigene Rolle im System kann dadurch besser verstanden werden. Durch diese Technik werden sowohl die Selbstreflexion verstärkt als auch Empathie und Mitgefühl gefördert. Therapeut:innen stellen Perspektivwechsel-Fragen, zum Beispiel: »Was denkt Ihr Mann, wenn Ihre Tochter so reagiert?« oder Vergleichsfragen wie: »Wer ist genauso leicht aufzuregen wie Ihr Mann?« oder hypothetische Fragen: »Was würde passieren, wenn sich dein Bruder immer mehr zurückzieht?« Interaktionen, Dynamiken und Perspektiven zwischen den Familienmitgliedern können besser verstanden werden, neue Einsichten werden ermöglicht, das Problemverständnis wird erweitert und Veränderungen können angestoßen werden.
- **Fragen nach Ausnahmen:** Fragen (z. B. »In welchen Situationen tritt das Problem nicht auf?«) richten sich auf Situationen, in denen das Problem weniger stark war oder ganz fehlte. Damit wird das Bewusstsein gefördert, dass das Problem nicht konstant präsent oder unveränderlich ist. Die Problemwahrnehmung wird verändert, das positive Denken gefördert und Ressourcen werden aktiviert.
- **Fragen nach Ressourcen:** Durch Fragen nach den Ressourcen (z. B. »Was gefällt Ihnen an sich selbst?«, »Was sind besondere Stärken der Familie?«) werden Stärken der Person oder der Familie in den Vordergrund gestellt. Dadurch wird die Selbstwirksamkeit gestärkt. Mögliche Lösungsansätze und Handlungsspielräume erschließen sich. Die Familienmitglieder können eine positive Identität aufbauen.
- **Wunderfragen:** Durch Wunderfragen (z. B. »Woran könnte man erkennen, dass ein Wunder in der Familie passiert ist?«) können konkrete Ziele und Werte der Familienmitglieder bewusst gemacht werden. Dies ermöglicht Perspektivwechsel. Kreative Ressourcen werden aktiviert. Die Wunderfrage lenkt den Fokus vom Problem weg in Richtung Lösung des Problems.
- **Paradoxe Fragen:** Paradoxe Fragen (z. B. »Was müssten Sie tun, um das Problem zu verschlimmern?«) können festgefahrene Denkmuster und problematische Verhaltensweisen aufbrechen. Selbstreflexion und Eigenverantwortung der Familienmitglieder werden gefördert. Dies ermöglicht neue Perspektiven und Einsichten.

Interventionen in der systemisch basierten Elternarbeit

- **Paradoxe Intervention:** Das Symptom, welches als störend empfunden wird, wird verordnet (»Könntest du bitte bis zum nächsten Mal mindestens fünfmal täglich lügen?«). Dadurch wird die problematische Verhaltensweise gezielt auf den Kopf gestellt. Dies ermöglicht eine Unterbrechung von Problemmustern. Widerstände des Familienmitglieds werden umgangen. Dies fördert Autonomie und Selbstverantwortung. Der humorvolle Umgang mildert den Druck, das Verhalten zu ändern.
- **Neutralität und Allparteilichkeit:** Therapeut:innen vermeiden eine Parteinahme. Alle Familienmitglieder werden gleichberechtigt einbezogen.
- **Reframing:** Festgefahrene Bilder und Bewertungen, die Familienmitglieder voneinander haben, werden aufgebrochen und neue Perspektiven auf die Situation geschaffen. Es geht darum, den Kontext zu ändern, in dem ein Verhalten oder ein Problem gesehen wird. Dies eröffnet eine neue Sichtweise. Dadurch werden Schuldzuweisungen und Selbstvorwürfe reduziert. Ein als störend empfundenes Verhalten kann in einen neuen Kontext gestellt werden (z. B. »Sie lässt sich von Ihnen nichts sagen. Sie wollten doch immer ein selbstbewusstes Kind.«) oder einem Verhalten wird eine neue positive Bedeutung zugeschrieben (z. B. aus »streng« wird »besorgt«).
- **Skulpturarbeit:** Die Familienmitglieder stellen sich im Raum in einer Weise auf, um dadurch ihre Beziehung zueinander symbolisch darzustellen (Abstände, Körperhaltungen, Mimik und Gestik). Die Familienskulptur visualisiert und verdeutlicht emotionale Beziehungsmuster und Dynamiken innerhalb der Familie.
- **Metaphern, Bilder und Geschichten:** Metaphern sind eine anschauliche und indirekte Art der Kommunikation, durch die komplexe Zusammenhänge vermittelt werden können. Durch die bildhafte Sprache kann über schwierige Themen gesprochen werden, ohne dass sich die Familienmitglieder direkt konfrontiert fühlen. Einsichten und Ansichten können besser eingeprägt und erlernt werden. Zum Beispiel, die Familie soll sich als Musikband vorstellen, mit der Frage, was dann für die Familie die Grundmelodie wäre, und welche Art von Musik gespielt würde.
- **Rituale:** Rituale tragen wesentlich zur Herstellung und Aufrechterhaltung einer Familienidentität bei. Sie bieten die Möglichkeit, die Familienmitgliedschaft neu zu definieren oder neue Muster der Familienorganisation zu schaffen. Eine ritualisierte Verschreibung ist zum Beispiel, ein Familienwappen zu basteln. Rituale sind für Scheidungskinder wichtig, zum Beispiel bei der Planung der Festtage. Übergaberituale entlasten, wenn das Kind von einem Elternteil zum anderen wechselt. Es kann der Familie eine Aufgabe gestellt werden, zum Beispiel der Entwurf eines Familien-T-Shirts.

Wichtig • Konstruktivistische Sichtweise in der Elternarbeit

Die Probleme werden als Interpretationen oder Sichtweisen verstanden, die im sozialen Umfeld entstehen und die veränderbar sind. In der systemischen Elternarbeit liegt der Fokus auf den Wechselwirkungen zwischen den Familienmitgliedern. Eltern werden nicht isoliert betrachtet, sondern als Teil des Systems miteinbezogen. Die Elternarbeit konzentriert sich auf Ressourcen und Lösungsansätze. Festgefahrene Kommunikationsstrukturen und problematische Verhaltensmuster gilt es zu verändern, beispielsweise durch kreative Fragetechniken.

Interventionen in der schematherapeutisch basierten Elternarbeit

Schematherapeutisch basierte Elternarbeit findet unter drei wichtigen Schwerpunkten statt. Dabei finden familiäre Interaktionsgewohnheiten, Kommunikationsmuster, Familienstrukturen und Rollenzuschreibungen Beachtung.

(1) Fokus auf das Kind / den Jugendlichen

In der Elternarbeit liegt der Fokus auf der gemeinsamen Suche nach möglichen Mustern des Erlebens als Abdrücke früher Beziehungserfahrungen im Umgang mit emotionalen Grundbedürfnissen, dem Verstehen und Erklären von Schemaaktivierungen und der aktuellen inneren Modusdynamik in interpersonellen Konfliktsituationen. Eltern werden darin unterstützt, ihre Freude am eigenen Kind wiederzuentdecken und einen stabilen Zustand elterlicher Zuwendungsbereitschaft, Fürsorge und Anleitung zu entwickeln. Sie setzen sich gemeinsam mit Therapeut:innen mit möglichen Schuldgefühlen auseinander und werden in ihrer elterlichen Kompetenz, Entschlossenheit und Beharrlichkeit im Erziehungsalltag gestärkt. Sie erlernen Strategien im Umgang mit der inneren Modusdynamik ihres Kindes und üben konkrete Möglichkeiten der elterlichen Hilfestellungen ein. Zudem erfolgt eine Anleitung zum angemessenen elterlichen Gefühls- und Bedürfnisausdruck in Konfliktsituationen mit dem Kind.

(2) Fokus auf die Bezugspersonen

Ein weiterer Schwerpunkt liegt bei den Bezugspersonen selbst. Sie werden darin unterstützt, sich ihrer eigenen negativen wie positiven Muster des Erlebens mit den entsprechenden biografischen Ankern bewusst zu werden, deren Einfluss auf ihre Erziehung zu erkennen, in ihrer Wirksamkeit auf aktuelle Zustände wahrzunehmen und ihre eigene innere Dynamik in Konfliktsituationen mit ihrem Kind einzuschätzen. Dysfunktionale Zustände werden entsprechend entmachtet, während funktionale Modi moduliert und gestärkt werden. Zudem findet eine explizite Förderung der eigenen Selbstfürsorge der Bezugspersonen statt.

(3) Fokus auf das Erleben und Verhalten von Eltern und Kind

Bei dem Aspekt der Verzahnung von kindlichem und elterlichem Erleben und Verhalten widmen sich die Bezugspersonen gemeinsam mit Therapeut:innen dem Erkennen und Bewältigen bzw. Überwinden von interpersonellen Teufelskreisen, negativen Interaktionszirkeln, Schemakollusionen, Modus-Eskalationen, den gegenseitigen »Triggern« von Mustern des Erlebens und aktuellen Zuständen sowie dem Aufschaukeln dysfunktionaler Zustände zwischen Eltern und Kind.

Die Grundlage für eine schematherapeutisch basierte Elternarbeit bildet stets eine umfassende Psychoedukation und Diagnostik elterlicher Muster des Erlebens und Verhaltens sowie aktueller innerer elterlicher Modusdynamik in Konfliktsituationen. Zudem erhalten Eltern durch entwicklungspsychologisches Wissen ein tieferes Verständnis für die kindliche Entwicklung und die Bedeutung vom Umgang mit kindlichen Grundbedürfnissen. Dies kann oftmals schon dazu beitragen, elterliche Schuldgefühle zu entkräften.

Interventionen in der schematherapeutisch basierten Elternarbeit

Techniken der schematherapeutischen Elternarbeit

Wichtige Techniken für Impulse zu Veränderungen in der schematherapeutisch basierten Elternarbeit sind kognitive, emotionale, verhaltensorientiere Interventionen sowie Aspekte einer besonderen Beziehungsgestaltung mit Elementen der Nachbeelterung.

- Eine zentrale **kognitive Technik** ist die Schema-Memo-Karte als schriftliche Strukturierungshilfe für alltägliche Übungen zur Umbewertung. Eltern werden damit angeleitet, ihre alltäglichen Reaktionen im Kontext des Schema- und Modusmodells wahrzunehmen, typische emotionale Prozesse besser zu verstehen und die Regulation ihrer eigenen Gefühle, Gedanken, Körperempfindungen und Bewältigungsversuche zu üben. Wenn Eltern erkennen, dass sie oft unbewusst mit ihren eigenen (unerfüllten) Bedürfnissen, Gefühlen, Körperreaktionen und Gedanken auf ihre Kinder reagieren, können sie lernen, sich selbst und ihr Verhalten zu hinterfragen sowie zu verändern.
- **Emotionale Interventionen** zielen darauf ab, die eigene innere Modusdynamik sowie den Zusammenhang mit der Aktivierung der eigenen emotionalen »Knöpfe« in Konfliktsituationen mit dem Kind erfahrbar zu machen. Der Einsatz von unterschiedlichen Materialien zur Visualisierung (wie z. B. Finger-, Handpuppen, Schlümpfen, Tierfiguren, Steinen, Muscheln, Kastanien, Fotos, Abbildungen, Bilderbüchern, Filmausschnitten, Modusskizzen) hat sich dabei auch in der Arbeit mit Erwachsenen vielfach bewährt. Arbeit mit Stühlen, Arbeit mit Imaginationen, Rollenspiele, Innerer Gerichtshof, Haus der Generationen, Arbeit mit dem Inneren Haus, Arbeit mit non- und paraverbalen Kommunikationsaspekten sowie Embodiment-Übungen, Skills aus der DPT und Entspannungsverfahren zur Modellierung starker Körpersignale werden als emotionale Interventionen im schematherapeutischen Elterncoaching genutzt (vgl. Graaf & Loose, 2024).
- **Verhaltensexperimente**, konkrete Anleitung zum Umgang mit verschiedenen eigenen inneren Zuständen in Konfliktsituationen sowie mit der Modusdynamik des Kindes, Jobs der Woche zum Einüben elterlicher Fertigkeiten, Aufbau von positiven Aktivitäten mit dem Kind, Einführung von Alltags- und Entschuldigungsritualen, Videofeedback, Kommunikationsübungen mit Ich-Botschaften (mit aktivem Zuhören, lösungsorientierten Botschaften, Kongruenz auf allen Ebenen), Stärkung elterlicher Kompetenz und Selbstwirksamkeit (auch mittels Metaphern, wie z. B. »Fels in der Brandung«), Anleitung zu elterlicher Präsenz (mit Durchhaltevermögen und Beharrlichkeit) sowie konkretes Einüben von Selbstfürsorge ergänzen als verhaltensorientierte Techniken das Methodenrepertoire.
- Die besondere Art der **therapeutischen Beziehungsgestaltung** im schematherapeutischen Eltern-Coaching besteht einerseits aus einer disziplinierten Nachbeelterung mit feinfühliger unterstützender Akzeptanz und bindungsorientierter Begleitung der Eltern. Andererseits stellt die empathische Konfrontation eine wichtige Technik zum Aufbau des elterlichen Kompetenzerlebens und zur elterlichen Autonomieentwicklung dar. Mit Empathie regen Therapeut:innen zur prozessual-emotionalen Aktivierung alter komplexer Erlebnismuster an. Schließlich werden Eltern in der Fähigkeit zur Mentalisierung unterstützt, die über den Weg der Selbstreflexion zu Klärung und Veränderung führen kann. Modellhaft leiten Therapeut:innen Eltern im Moduswechsel an, sich von dysfunktionalen Modi zu distanzieren und in eine angemessene Regulation zu wechseln. Dies wird durch das Üben von Achtsamkeit und durch die bewusste Aktivierung regulativer Kompetenz gefördert. Hier lernen die Eltern, ruhig und reflektiert auf ihr Kind zu reagieren und sich dabei gleichzeitig um ihre eigenen Gefühle zu kümmern.

Interventionen aus der Family Based Therapy (FBT)

Die Family Based Therapy (FBT) ist eine besondere Vorgehensweise der Familienarbeit bei Kindern und Jugendlichen mit Essstörungen. Inzwischen gilt diese Methode (nach le Grange & Lock, 2013) als Mittel der ersten Wahl bei Anorexia nervosa. Das Vorgehen wurde auch für andere Essstörungen weiterentwickelt. Sie verwendet Techniken, die auf Zusammenarbeit, Verantwortung und Unterstützung innerhalb der Familie abzielen. Die Behandlung findet mit der gesamten Familie statt. Auch andere Bezugspersonen können miteinbezogen werden. Sie gilt jedoch nicht als Familientherapie. Geeignet für diese Methode sind Familien, in denen die Eltern intensiv mitarbeiten können, was auch Fehlzeiten bei der Arbeit oder bei anderen geplanten Aktivitäten beinhalten kann. Eltern werden angeleitet, selbst einen unterstützenden Weg zu finden, um sicherzustellen, dass das Kind genügend Nahrung zu sich nimmt und sich ernährungsmedizinisch erholt.

Die Behandlung wird in drei Phasen eingeteilt:

- **Phase 1: »Aufütterung« und Gewichtszunahme**
  Zu Beginn übernehmen Eltern den wichtigsten Teil der Behandlung. Betroffene Patient:innen brauchen zunächst keine Einsicht in die Notwendigkeit der Behandlung. Den Eltern wird aufgetragen, die Mahlzeiten der Patient:innen zu gestalten und das Essen zu überwachen. Aus Sicht der Familien werden die Patient:innen von der Krankheit bestimmt. Somit erfolgt eine Externalisierung der Krankheit. Das hilft Eltern, sich empathisch und unterstützend zu verhalten. Damit reduzierten sich die Konflikte in der Familie. Das sogenannte »Refeeding« ist häufig sehr schwierig, denn Patient:innen fühlen sich dabei schlecht. Therapeut:innen haben die Aufgabe, Eltern während einer Mahlzeit zu Hause zu beobachten, anzuweisen und zu supervidieren. Therapeut:innen arbeiten in dieser Phase vor allem mit den Eltern. Die weiteren Therapiestunden finden meist nicht im häuslichen Umfeld statt. Die Hauptarbeit in dieser Phase findet jedoch im häuslichen Umfeld während Essenssituationen statt.
- **Phase 2: Übergang zur Essenskontrolle durch Patient:innen**
  Die elterliche Kontrolle über die Symptome der Essstörung wird so lange erhalten, bis die Patient:innen beweisen können, dass sie wieder selbstständig essen können und an Gewicht zunehmen. Dann wird die Kontrolle von Gewicht und Essen den Patient:innen übergeben. In dieser Phase lernen Eltern, Vertrauen in die Fähigkeiten der Patient:innen zu entwickeln. Sie lernen, selbstständig mit dem Essen umzugehen. Der aktuelle Entwicklungsstand der Patient:innen wird ermittelt und die Beziehung zwischen dem Entwicklungsstand und der Essstörung wird exploriert.
- **Phase 3: Probleme der Patient:innen und die gesunde Entwicklung als Jugendliche**
  Entwicklungsdefizite werden angesprochen. Die Beziehung zwischen Patient:innen und Eltern wird so verbessert, dass die Familie nicht länger die Symptome einer Essstörung für die Kommunikation benötigt. Die Wiedererlangung der Autonomie der Patient:innen wird unterstützt. Die Erarbeitung von familiären Problemlösestrategien und elterlichen Fähigkeiten steht im Fokus dieser Behandlungsphase.

Wichtig • Die Familie wird als zentrale Ressource in den Heilungsprozess mit eingebunden

Die FBT ist ein auf Essstörungen spezialisierter Ansatz. Eltern übernehmen dabei eine aktive, führende Rolle im Heilungsprozess ihrer Kinder. FBT ist in drei Phasen mit spezifischen Aufgaben und Zielen untergliedert und beinhaltet eine klare Strukturiertheit.

INFO 46 • E

Praxisorientierte Strategien für Eltern

- Ein primäres Behandlungsziel nach Goodyear-Brown (2021) besteht darin, einen **Einstellungswechsel bei Eltern** zu erreichen. Die Messlatte für das Verhalten des Kindes soll angepasst werden. Eltern beginnen, das problematische Verhalten weniger als etwas zu sehen, dass das Kind gewählt hat, sondern eher als etwas, in das das Kind hineingewachsen ist. Eltern entwickeln dadurch mehr Mitgefühl für den Entwicklungsprozess des Kindes. Sie lernen, ihre Erwartungshaltung an den Entwicklungsstand des Kindes anzupassen.
- **Transgenerationale Muster erkennen**: Eigene Erfahrungen prägen die aktuellen Erziehungsansätze der Eltern. Um Eltern zu helfen, nicht mehr aus Scham zu handeln, werden auf einem Blatt möglichst viele Erwartungen an sich selbst und andere Familienmitglieder notiert. Diese können Scham erzeugen, wenn sie nicht erfüllt werden. Therapeut:innen helfen den Eltern, über diese Zusammenhänge nachzudenken und die Einstellungen zu verändern.
- Eltern können unterstützt werden, die grundlegende Gehirnentwicklung ihres Kindes zu fördern und mitfühlende Co-Regulatoren für ihre Kinder zu werden, indem sie die Bedeutung von sensorischen Erfahrungen und emotionaler Sicherheit verstehen lernen. Die **Bottom-up Gehirnentwicklung** wird Eltern vermittelt. Der Fokus liegt auf den grundlegenden Hirnregionen (Hirnstamm und limbisches System), die zuerst entwickelt werden und für die Regulation von Emotionen, sensorischer Verarbeitung und basalen Überlebensmechanismen verantwortlich sind. Eltern lernen, wie diese Hirnregionen die Grundlage für höhere kognitive Funktionen schaffen. Bevor sich höhere Funktionen des Gehirns entwickeln können, müssen die unteren Ebenen stabilisiert und unterstützt werden. Die Bedeutung einer sicheren Bindung und eines stabilen Umfelds wird deutlich. Stress und Überstimulation müssen minimiert werden. Elterliche Reaktionen, vor allem in herausfordernden Situationen, prägen die neurologische Entwicklung ihres Kindes.
- **Cascade of care**: Dieses Modell betont die Wichtigkeit der elterlichen Selbstregulation. Eltern, die in der Lage sind, sich selbst emotional zu regulieren und für ihre eigenen Bedürfnisse zu sorgen, schaffen eine stabile Grundlage für eine positive Beziehung zu ihrem Kind und können besser auf die Bedürfnisse ihres Kindes eingehen. Die sichere Bindung ermöglicht es dem Kind, Vertrauen in sich selbst und in seine Umgebung zu entwickeln. Es kann stärkere Fähigkeiten zur Selbstregulation und Resilienz entwickeln. Das hat wiederum langfristige Auswirkungen auf sein Verhalten, seine Beziehungen und seine Fähigkeit, mit Stress umzugehen, was wiederum auf das Familiensystem positiv rückwirkt. Die »Kaskade« kann auch weitere Generation beeinflussen.
- Als praktisches Werkzeug für den Alltag wird die Co-Regulationsstrategie **SOOTHE-Intervention** für Eltern vermittelt, um Kinder in herausfordernden Situationen zu beruhigen und zu stabilisieren:
  - **S**et the stage: Schaffung einer sicheren und beruhigenden Umgebung für das Kind.
  - **O**bserve: aufmerksames Beobachten der Signale und Bedürfnisse des Kindes.
  - **O**ffer support: Angebot von Unterstützung durch physische Nähe, verbale Bestätigung oder andere beruhigende Maßnahmen.
  - **T**une in: einfühlsames Eingehen auf die emotionalen Zustände des Kindes.
  - **H**elp with regulation: aktive Unterstützung des Kindes bei der Regulation seiner Emotionen zum Beispiel durch gemeinsame Atemübungen oder rhythmische Bewegungen.
  - **E**mpower: Stärkung des Kindes, in dem ihm Werkzeuge und Strategien zur Selbstregulation vermittelt werden.

AB 6 • R

Selbstreflexion: Verschiedene Techniken für die Elternarbeit

Gibt es bestimmte Themen oder Techniken, bei denen ich meine Kenntnisse vertiefen möchte?

....

....

Welche langfristigen Veränderungen möchte ich in der Zusammenarbeit mit den Eltern fördern?

....

....

Bin ich sensibel genug zu erkennen, wann Eltern eher praktische Hilfestellung anstatt psychodynamischer Deutungen benötigen?

....

Ermutige ich Eltern dazu, ihre eigenen Lösungen und Ideen einzubringen?

....

Setze ich strukturierte Techniken in den Elterngesprächen ein? Können die Eltern klar nachvollziehen, welche Schritte sie als nächstes umsetzen sollen?

....

Nehme ich den emotionalen Zustand der Eltern wahr und reagiere angemessen darauf? Gehe ich adäquat mit Schuld- und Überforderungsgefühlen der Eltern um?

....

Zeigen die Eltern am Ende des Gesprächs mehr Vertrauen in ihre Fähigkeiten?

....

Ist die Technik des zirkulären Fragens für manche Eltern zu abstrakt und könnte ich in diesem Fall besser mit klaren Beispielen oder Visualisierung arbeiten?

....

7 FAQ

In diesem Kapitel werden häufige Fragen beantwortet, die in Seminaren oder Supervisionsgesprächen zum Thema Elternarbeit gestellt wurden. Eine wichtige Überlegung ist, sich über die Intensität und Bedeutung der Elternarbeit Gedanken zu machen. Im nächsten Schritt muss dann entschieden werden, welche Interventionen für die Elterngespräche geplant werden. Fragen zu Planungen vor Therapiebeginn werden in diesem Kapitel beantwortet.

Immer wieder kommt es zu herausfordernden Situationen im Elterngespräch, die Therapeut:innen belasten können. Ebenso erfordern hoch konflikthafte Familienstrukturen bzw. hochstrittige Eltern ein hohes Maß an Fachwissen, Einfühlungsvermögen und eine klare Strukturierung des Elterngesprächs.

Informationsmaterial dieses Kapitels

INFO 47 FAQ: Grundhaltungen und erste Planung von Elterngesprächen

Die Frage, ob und in welcher Intensität Eltern in die therapeutische Behandlung einbezogen werden sollen bzw. müssen, stellt sich für viele Therapeut:innen. Welche Gründe sprechen für den Einbezug von Eltern? Welche Grundhaltungen von Therapeut:innen sind für eine nachhaltige Elternarbeit erforderlich? Was sollte bei der Planung von Elternarbeit beachtet werden?

INFO 48 FAQ: Entscheidungsfindung bei der Auswahl der Interventionen

Auf diesem Informationsblatt wird darauf eingegangen, welche Informationen für eine Entscheidungsfindung für die Auswahl der Intervention für das Elterngespräch notwendig sind. Es wägt zwischen störungs-, lösungs- und bindungsorientierten Ansätzen ab.

INFO 49 FAQ: Umgang mit herausfordernden Elterngesprächssituationen

Kinder- und Jugendlichenpsychotherapeut:innen werden immer wieder vor herausfordernde Gesprächssituationen mit Eltern gestellt, die ihnen eine sichere Grundhaltung und Selbstreflexion abverlangen. Dieses Informationsblatt greift fünf typische belastenden Anforderungen für Therapeut:innen in der Elternarbeit auf und skizziert mögliche lösungsorientierte Überlegungen dazu.

INFO 50 FAQ: Umgang mit hoch konflikthaften Eltern

Der Umgang mit hoch konflikthaften Eltern ist für Therapeut:innen eine besonders herausfordernde Situation, welche ihnen in der praktischen Arbeit mit Kindern und Jugendlichen immer wieder begegnet. Auf diesem Informationsblatt werden Fragen beantwortet, welche Besonderheiten bei dieser Elternarbeit eine Rolle spielen.

FAQ: Grundhaltungen und erste Planung von Elterngesprächen

Müssen Kinder- und Jugendlichenpsychotherapeut:innen Eltern in die Behandlung ihres Kindes einbeziehen?
Grundsätzlich ist diese Frage aus juristischen, formellen und motivationalen Gründen mit »Ja« zu beantworten. Psychotherapie mit einem minderjährigen Therapiekind kann nur mit ausdrücklicher Einwilligung der Sorgeberechtigten erfolgen. Deshalb gilt es im Vorfeld bereits zu klären, wer das Sorgerecht für Primärpatient:innen hat. Eine ambulante oder stationäre psychotherapeutische Behandlung gegen den Willen sorgeberechtigter Eltern kann nur mit vormundschaftlicher Genehmigung erfolgen. Für die Einhaltung therapeutischer Rahmenbedingungen wie Terminvereinbarung, Termineinhaltung, Aufsichtspflicht vor und nach einer Psychotherapiestunde, ist die Kooperation mit Eltern unerlässlich. Darüber hinaus kann eine nachhaltige Zusammenarbeit mit Kindern oder Jugendlichen i. d. R. nicht ohne achtsame, wertschätzende, begleitende Elternarbeit gelingen. Eltern wenden sich oftmals erschöpft, belastet, manchmal auch genervt, enttäuscht, verzweifelt, mit Scham und Schuldgefühlen, freiwillig oder auch von anderen Personen bedrängt hilfesuchend an Therapeut:innen. Sie benötigen in dieser schwierigen Situation einen verständnisvollen Rahmen, um ihr Kind Therapeut:innen anvertrauen und die Behandlung ihres Kindes unterstützend befürworten zu können. Wenn Eltern sich verstanden und selbst von Therapeut:innen angeleitet bzw. unterstützt fühlen, können sie auch ihrem Kind bewusst oder unbewusst uneingeschränkte Erlaubnis für individuelle Entwicklung geben.

Was gilt es bei der ersten Planung von Elternarbeit zu beachten?
Wichtige Informationen können vor dem Erstkontakt mit Eltern in der Praxis durch Telefonate, Anmeldeformulare, Anamnesebögen, bereits vorliegende Befundberichte von Zuweiser:innen oder Kolleg:innen eingeholt werden. Dies bietet eine erste Orientierung hinsichtlich des Alters, des Störungsbildes, möglicher Diagnosen sowie des familiären Umfeldes für Therapeut:innen und erleichtert die Entscheidung für das Setting des ersten Treffens. Bei jüngeren Kindern eröffnet ein erster gemeinsamer Termin mit den Eltern die Möglichkeit, die Eltern-Kind-Interaktionen unmittelbar selbst beobachten zu können und sich damit direkt einen Eindruck zu machen. Zudem kann dadurch eine Grundhaltung vermittelt werden, dass man als Team für das Wohlergehen aller Beteiligten zusammenarbeiten wird. Je nach Alter und Störungsbild kann dieses gemeinsame Setting jedoch auch problematisch in der Umsetzung werden. Einige Eltern sprechen in Anwesenheit des Kindes nicht offen über die aktuellen familiären Probleme. Dem betroffenen Kind fällt es schwer, Vertrauen zu Therapeut:innen zu entwickeln, wenn in seinem Beisein oftmals in einer regelrechten Problemtrance viel Negatives thematisiert wird. Einige Kinder können auch die Aufmerksamkeit über die Dauer eines Erstgesprächs von ca. 50 Minuten nicht halten. Ein vertiefendes Gespräch mit den Eltern wird dann oftmals nachhaltig gestört. Jugendliche Primärpatient:innen sollten in die Entscheidung einbezogen werden, in welcher Zusammensetzung oder Reihenfolge das Erstgespräch stattfindet. Dies kann wesentlich dazu beitragen, das gegenseitige Vertrauen in das therapeutische Setting zu stärken.

Grundsätzlich hat es sich bewährt, sorgeberechtigte Väter von Beginn an in die Elternarbeit einzubinden und achtsam sowie hartnäckig nach gemeinsamen Terminen zu suchen.

Bei hoch verstrittenen Eltern kann es sinnvoll sein, zunächst getrennte Gespräche einzuplanen.

Wenn der Lebensmittelpunkt der Therapiekindes durch weitere bedeutsame Bezugspersonen bzw. Subsysteme geprägt ist, ist es oft hilfreich, auch diese Personen in die Gespräche einzubeziehen.

INFO 48 • E

FAQ: Entscheidungsfindung bei der Auswahl der Interventionen

Welche Punkte müssen vorab abgeklärt werden, bevor ich eine Intervention für das Elterngespräch auswähle?

- Was sind die Hauptziele der Therapie? Was können Eltern zur Erreichung dieser Ziele beitragen? Welche Maßnahmen oder Verhaltensweisen der Eltern könnten hilfreich sein für die Erreichung der Ziele?
- Wie ist die Beziehung zwischen Kind und Eltern? Gibt es Konflikte, Überfürsorglichkeit oder Vernachlässigung? Wie kommunizieren die Familienmitglieder miteinander? Gibt es offene Gespräche oder Spannungen und Missverständnisse?
- Was erwarten Eltern von der Kinderpsychotherapie? Sind elterliche Erwartungen mit realisierbaren Therapiezielen in Einklang zu bringen?
- Welche Sorgen äußern Eltern bezüglich ihres Kindes? Wie nehmen sie die Probleme wahr?
- Wie bereit sind Eltern, aktiv in begleitenden Elterngesprächen an der Psychotherapie ihres Kindes mitzuwirken?
- Gibt es Anzeichen dafür, dass eine zu enge Einbindung der Eltern die Autonomie des Kindes beeinträchtigen könnte?
- Gibt es externe Belastungen wie finanzielle Probleme, Partnerschaftsprobleme oder gesundheitliche Probleme der Eltern?
- Welche Ressourcen gibt es innerhalb der Familie?
- Welche Rolle spielen kulturelle oder religiöse Hintergründe bei der Erziehung des Kindes?
- Gibt es Anzeichen einer möglichen Kindeswohlgefährdung, die thematisiert werden muss?
- Wurden alle relevanten Einverständniserklärungen geholt? Welche Informationen dürfen an die Eltern weitergegeben werden?
- Wie werden die Themen priorisiert und in welcher Reihenfolge besprochen?

Welchen therapeutischen Ansatz für das Elterngespräch wähle ich für welche Familie?

Das *Störungsbild* und das *Alter* des Kindes haben einen wichtigen Einfluss auf diese Entscheidungsfindung.

Elterngespräch beim Kind:

Hauptziel: Informationsvermittlung?	Psychoedukation
Hauptziel: Veränderung konkreter Symptome	Verhaltenstherapeutische Techniken
Hauptziel: Stärkung der Eltern-Kind-Beziehung	Bindungsorientierte Interventionen
Hauptziel: Stärkung der Erziehungskompetenz	Elterntraining
Hauptziel: Überforderung von Eltern verändern	Lösungsorientierte Ansätze
Hauptziel: Familienkonflikte verändern	Techniken aus systemischer oder Schematherapie

Elterngespräch beim Jugendlichen:

Hauptziel: Informationsvermittlung	Psychoedukation
Hauptziel: Akute Konflikte	Krisenintervention
Hauptziel: Essstörung	Techniken aus VT, FBT, Schematherapie
Hauptziel: Familiendynamik verändern	systemische Techniken, Schematherapie

INFO 49 • E

FAQ: Umgang mit herausfordernden Elterngesprächssituationen

Wie gehe ich damit um, wenn ein Elternteil mich in eine Allianz gegen den anderen Elternteil einzubinden versucht und mich z. B. um Bescheinigungen bittet, in denen ich eine Empfehlung für einen Kontaktabbruch des Kindes zu diesem Elternteil aussprechen soll?

Therapeut:innen müssen in diesem Fall achtsam prüfen, ob es sich um eine Tendenz eines Elternteils handeln könnte, mit der ein Kind systematisch beeinflusst wird, sich von einem Elternteil meist im Kontext von Trennung oder Scheidung zu entfremden. Dabei kommt es zu einer Abwertung oder Ablehnung des entfremdeten Elternteils, die häufig nicht mit der tatsächlichen Beziehungserfahrung des Kindes übereinstimmt. Wichtig ist es, Neutralität zu bewahren und sich nicht zum Mitagieren verleiten zu lassen.

Therapeut:innen sollten sich bewusst bemühen, eine neutrale Haltung einzunehmen, um nicht in den familiären Konflikt hineingezogen zu werden. Zudem gilt es, die Familiendynamik zu verstehen. Es ist entscheidend, die familiären Muster achtsam zu analysieren, die zur möglichen (un-)bewussten Entfremdung beitragen. Dazu gehören sowohl das Verhalten des entfremdenden Elternteils als auch mögliche Fehler oder Schwächen des anderen Elternteils. Auch die Bedürfnisse, Ängste und Gefühle des Kindes müssen Beachtung finden, ohne sie zu pathologisieren. Häufig erweisen sich systemische Interventionen als sinnvoll, bei denen beide Elternteile und gegebenenfalls weitere Familienmitglieder einbezogen werden. Ziel ist es, elterliche Kommunikation und Kooperation zu gewährleisten und Schuldzuweisungen zu vermeiden. Stattdessen sollte lösungsorientiert an zugrunde liegenden Konflikten gearbeitet werden. Der Schutz des Kindeswohls hat stets Vorrang, wenn ein Kind extremen Manipulationen bis hin zu körperlichen sowie emotionalen Misshandlungen oder Vernachlässigung eines Elternteils ausgesetzt ist. Dies macht eine Zusammenarbeit mit Jugendämtern, Familiengerichten oder Mediator:innen notwendig. Geduld, kontinuierliche Unterstützung und eine sichere therapeutische Umgebung sind entscheidend.

Es ist sehr wichtig, Eltern in ihrer individuellen emotionalen Bedürftigkeit anzunehmen und ihnen zunächst empathisch und wertschätzend einen ersten therapeutisch begleiteten Raum zu eröffnen, in dem sie ihre Beziehungserfahrungen mit allen Kränkungen, Enttäuschungen und emotionalen Verletzungen auch psychisch beenden können. Eltern benötigen in Trennungssituationen eine Möglichkeit für Trauerprozesse um verlorene Hoffnungen und Illusionen. Wenn es Eltern gelingt, Projektionen und Spaltungen zu erkennen und sich mit diesen auseinanderzusetzen, können sie mit emotionaler Stärke in der Selbstreflexion angeleitet und mit den dysfunktionalen Aspekten ihrer Entfremdungstendenzen empathisch konfrontiert werden. Dies unterstützt einen Selbstfindungsprozess auf der individuellen Ebene zu einer neuen Lebensgestaltung. Auf der Elternebene ermöglicht dies eine fortgeführte oder wiedereinsetzende Kooperation mit dem Ziel, dem Kind eine lebendige Beziehung mit beiden Elternteilen zu ermöglichen.

Müssen sich Kinder- und Jugendlichentherapeut:innen nicht vorrangig mit dem Therapiekind identifizieren?

Eine starke Identifikation mit dem Therapiekind kann Vorbehalte gegen Eltern oder Unverständnis für elterliche Haltungen bzw. Erziehungsstile fördern. Eine konfrontierende oder moralisierende Gesprächsführung von Seiten der Therapeut:innen aktiviert bei Eltern Widerstände gegen die Psychotherapie ihres Kindes sowie gegen begleitende Elternarbeit. Im ungünstigsten Falle boykottieren Eltern dann (un-)bewusst die therapeutische Behandlung oder brechen diese sogar ab. Es kann auch dazu beitragen, dass Therapeut:innen (un-)bewusst Elterngespräche insbesondere in der mittleren Phase der Behandlung aus dem Blick verlieren oder sogar vermeiden.

FAQ: Umgang mit herausfordernden Elterngesprächssituationen

Auf was sollten Therapeut:innen achten, wenn sie sich mit einem oder auch beiden Elternteilen identifizieren?
Dies kann Misstrauen gegenüber Therapeut:innen beim Therapiekind hervorrufen. Es verstärkt oftmals das kindliche Störungsverhalten, was wiederum Therapeut:innen-Patient:innen-Beziehungen nachhaltig beeinträchtigt. Der Zugang zum Kind kann blockiert werden. Eltern fühlen sich manchmal bestärkt, in einer eher unangemessenen Erziehungshaltung durch Therapeut:innen legitimiert zu werden.

Möglicherweise könnten hier bei Therapeut:innen auch biografische Anker eine Rolle spielen, die in den eigenen Erfahrungen mit bedeutsamen Bezugspersonen begründet liegen. Prägende eigene Mutter- bzw. Vater-Beziehungen können eine Identifikation mit einem Elternteil des Therapiekindes begünstigen bzw. erschweren. Zudem birgt dies die Gefahr einer Abwertung des anderen Elternteils bzw. einer Instrumentalisierung von Therapeut:innen und aktiviert unter Umständen Loyalitätskonflikte beim Therapiekind.

Was kann ich tun, wenn Eltern sich über mangelnde Therapieerfolge beklagen?
Manchmal beklagen sich Eltern bei Therapeut:innen, dass der erhoffte Therapieeffekt ausbleibe, sich das Störungsverhalten des Kindes noch verschlimmere oder die gesamte Familie unter der Mehrbelastung durch die Psychotherapie leide. Dadurch geraten Therapeut:innen nicht selten unter Druck, zweifeln an der eigenen therapeutischen Kompetenz und reagieren verunsichert im Kontakt zu Eltern und Therapiekind. Hier kann eine erneute gemeinsame Therapiezielklärung mit transparenter, konkreter Behandlungsplanung sinnvoll sein. Auch die gemeinsame Suche nach Schwierigkeiten bei der Umsetzung von Interventionen in der familiären Alltagsroutine und konkrete Hilfestellung für Eltern bei der Unterstützung des Kindes sollten in dieser schwierigen Behandlungsphase Vorrang haben.

Wie gehe ich damit um, wenn Eltern die therapeutische Behandlung plötzlich beenden?
Manchmal kann sich eine solche Beendigung bereits im Vorfeld andeuten, wenn sich z. B. die Terminplanung als zunehmend sehr schwierig erweist, vereinbarte Termine nicht mehr verlässlich eingehalten oder mehrmals kurzfristig abgesagt werden. Auch offene Ablehnung durch das Therapiekind, kindlicher Rückzug bzw. Verschlossenheit lassen Therapeut:innen hilflos oder ärgerlich werden. Es kommt auch vor, dass Patient:innen ihre Therapeut:innen bei den Eltern regelrecht anschwärzen und ohne Realitätsbezug Dinge behaupten, die Therapeut:innen in der Therapiestunde gesagt oder getan haben sollen.

Therapeut:innen sollten versuchen, alle Beteiligten zu mindestens ein bis zwei weiteren klärenden Gesprächen mit den Eltern allein, mit dem Kind bzw. der / dem Jugendlichen allein und / oder auch gemeinsam zu motivieren. In einer achtsamen, gemeinsamen Reflexion der vorangegangenen Behandlung könnten Loyalitätskonflikte des Kindes, Ängste der Eltern, hemmende familiäre Dynamiken sowie ungünstige Verhaltensweisen von Therapeut:innen thematisiert und bearbeitet werden. Falls sich keine Lösungen finden sollten, kann ein gemeinsamer Abschied aus der therapeutischen Beziehung geplant und von allen Beteiligten aktiv vollzogen werden.

FAQ: Umgang mit herausfordernden Elterngesprächssituationen

Im schematherapeutischen Setting werden immer häufiger Video- oder Audioaufnahmen der Therapiestunden unter entsprechenden datenschutzrechtlichen Vorgaben angeregt. Dies bietet die Möglichkeit, am Ende der Therapiestunde gemeinsam Zusammenfassungen, affirmative Sätze oder *Jobs der Woche* als Gedächtnisstütze für Patient:innen zu formulieren. Diese Aufnahmen können mit den eigenen Handys der Patient:innen oder von Therapeut:innen zur Verfügung gestellten Diktiergeräten gemacht werden und den Kindern / Jugendlichen mitgegeben werden. Interventionen wie Imaginationen oder erfahrungsorientierte Stuhlarbeit können von den Kindern bzw. Jugendlichen zwischen den Therapiestunden damit nochmals abgehört und vertieft werden. Auch Elterngespräche können so direkt dokumentiert werden. Zudem gewährleisten diese Aufnahmen maximale Transparenz des therapeutischen Vorgehens, sind vertrauensbildender Garant für einen sicheren therapeutischen Rahmen und können gerade auch in schwierigen Beziehungskonstellationen gemeinsam genutzt werden, um die individuelle Wahrnehmung nachvollziehbar machen zu können und Missverständnisse aufdecken sowie bearbeiten zu können.

Wichtig

Angeleitete Selbstreflexion in Supervision bzw. Austausch in Intervisionsgruppen oder Qualitätszirkeln ermöglicht es Therapeut:innen, eigene Anteile, Kränkungen oder biografische Verletzungen im Zusammenhang mit besonderen Herausforderungen der Elternarbeit zu erkennen und zu bearbeiten. So können sie zu ihrer professionellen Haltung gegenüber Eltern und Therapiekind zurückfinden.

INFO 50 • E

FAQ: Umgang mit hoch konflikthaften Eltern

Was muss ich beachten, bevor ich mit hoch konflikthaften Eltern spreche?

Es ist wichtig, die Psychodynamik von hochstrittigen Elternpaaren zu verstehen. Hochstrittige Elternteile nehmen sich selbst, ihre Kränkung, ihre Schuld- oder Schamgefühle und Ängste durch die Trennung oder den Konflikt nicht mehr bewusst wahr, sondern projizieren die eigenen Gefühle auf den Partner. Es entsteht die dualistische Sicht von Gut und Böse, wobei das Böse beim Partner lokalisiert wird. Eltern setzen häufig die eigenen Bedürfnisse mit denen des Kindes gleich. Da sie stark aus ihrem psychischen Gleichgewicht geraten sind, scheitern Vermittlungsgespräche mit beiden Eltern oftmals. Elternarbeit wird dann als Kritik an ihrer elterlichen Rolle erlebt. Daher wird folgendes Vorgehen empfohlen:

- Während der Elterngespräche sollte auf juristische Schritte verzichtet werden, da dadurch der Konflikt meist verstärkt wird.
- Zu Beginn werden Einzelgespräche mit beiden Eltern abwechselnd empfohlen.
- In den Einzelgesprächen muss auf die Bedürfnisse des Elternteils eingegangen werden. Therapeut:innen sollten narzisstische Kränkungen, Rachegefühle oder Ängste erkennen und ohne Bewertung des jeweiligen Elternteils zulassen. Im weiteren Gespräch erfolgt eine vertiefende Bearbeitung, bis sich die durch die Trennung oder den Konflikt entstandene emotionale Ausnahmesituation der Elternteile stabilisiert hat.
- Sobald beide Eltern emotional stabiler und in der Lage sind, wieder die Bedürfnisse des Kindes wahrzunehmen, kann im Gespräch mit beiden Eltern der Fokus auf die weitere Entwicklung des Kindes und der Familie gelegt werden.
- Sitzungsstruktur und Gesprächsregeln tragen entscheidend dazu bei, dass chaotische Interaktionen vermieden werden. Gelingt dies nicht, muss notfalls die Sitzung in zwei Teile aufgeteilt oder beendet werden.
- Entscheidend für das Gelingen eines Elterngesprächs ist also eine klare Planung und Strukturierung. Vor dem Gespräch sollte überlegt werden, was für Ziele erreicht werden sollen. Im Gespräch werden dann gemeinsame Ziele mit den beiden Eltern erarbeitet. Zum Beispiel kann eine bessere Kommunikationsfähigkeit ein Ziel sein, eine kooperative Zusammenarbeit in Erziehungsfragen oder die Reduzierung der Streitigkeiten vor den Kindern. Eine von beiden akzeptierte Umgangsregelung kann erstellt und flexible Absprachen können geregelt werden. Zudem erarbeiten Eltern auf dieser Basis, welche weiteren Betreuungspersonen von beiden Elternteilen akzeptiert werden.

Wie kann ich erreichen, dass hoch zerstrittene Eltern miteinander kommunizieren?

Um eine direkte Kommunikation zu entwickeln, sind häufig mehrere Schritte notwendig (zuerst getrennte Gespräche, gemeinsame Sitzungen mit indirektem Dialog über Therapeut:innen, Übergang zum direkten Dialog). In weiteren Sitzungen können Eltern Kommunikationsregeln lernen, wie z. B. ihre Bedürfnisse und Gefühle mit Ich-Botschaften zu kommunizieren, um Vorwürfe oder Anschuldigungen zu vermeiden. Techniken zur lösungsorientierten Kommunikation sind hilfreich. Rollenwechsel-Übungen fördern das Verständnis für den anderen Elternteil. Die Auswirkungen des Konflikts auf die Entwicklung und die Emotionen des Kindes sollen verdeutlicht werden. Es muss immer wieder betont werden, dass das Wohl des Kindes im Vordergrund steht.

II Begleitende Elternarbeit im Einsatz

8 Beispiele und Hilfestellungen

In diesem Kapitel vermitteln Ihnen Therapiedialoge einige Techniken für die Elternarbeit im klinischen Alltag. Ein Beispieldialog zeigt auf, wie ein erstes Elterngespräch gestaltet werden kann, ein weiterer Dialog vermittelt, wie verschiedene Techniken in einem Elterngespräch angewandt werden können. Des Weiteren finden sich Fallbeispiele in diesem Kapitel, die sich mit speziellen Techniken auseinandersetzen. Aus der Systemischen Therapie wird das zirkuläre Fragen dargestellt, welches hilfreich sein kann, Kommunikationsmuster oder verdeckte Konflikte in der Familie sichtbar zu machen. Aus der Family Based Therapy wird dargestellt, wie der Auftrag an die Eltern bzw. die Familie weitergegeben werden kann, die Verantwortung für die Ernährung der an einer Essstörung erkrankten Jugendlichen zu übernehmen.

Informationsmaterial dieses Kapitels

INFO 51 Elterngespräch mit verhaltenstherapeutischen und systemischen Elementen: Beispieldialog
Auf diesem Informationsblatt werden verhaltenstherapeutische Elemente (Reizkontrolle, Kontingenzmanagement, Vermittlung von Struktur) und systemische Elemente (Fokus auf Familiendynamik, gegenseitiges Verständnis, Ressourcenarbeit) in einem Elterngespräch dargestellt.

INFO 52 Erstes Elterngespräch in einer Psychotherapie mit einer Jugendlichen: Beispieldialog
Dieses Fallbeispiel zeigt, wie durch klare Zielvereinbarungen und eine einfühlsame Gesprächsführung die Zusammenarbeit zwischen Therapeut:innen, Jugendlichen und Eltern gestärkt wird.

INFO 53 Elterngespräch mit hochstrittigen Eltern: Beispieldialog
Dieses Fallbeispiel zeigt, wie eine Therapeutin durch klare Struktur und Neutralität in einem hochstrittigen Gespräch eine gemeinsame Grundlage schaffen und erste Vereinbarungen treffen kann. Der Fokus bleibt dabei stets auf dem Wohl des Kindes.

INFO 54 Zirkuläres Fragen: Beispieldialog
In diesen Therapiedialog wird vermittelt, wie durch zirkuläres Fragen der Mitglieder einer Familie ein Konflikt zwischen den Eltern sichtbar gemacht werden kann.

INFO 55 Beauftragung der Eltern für die Gewichtszunahme: Beispieldialog
Das Informationsblatt zeigt ein Beispiel, wie in der Family Based Therapy den Eltern und der Patientin vermittelt werden kann, dass in dieser Therapiephase die Gewichtszunahme in den Zuständigkeitsbereich der Eltern fällt.

INFO 51 • E

Elterngespräch mit verhaltenstherapeutischen und systemischen Elementen: Beispieldialog

T = Therapeutin *M = Mutter* *V = Vater*

T: Guten Tag, Herr und Frau Fischer. Es freut mich, dass Sie beide hier sind. Heute möchte ich mit Ihnen über die Herausforderungen sprechen, die Tom in letzter Zeit hatte und gemeinsam überlegen, wie wir ihm am besten helfen können. Dabei werde ich sowohl auf konkrete Verhaltensstrategien eingehen, die Ihnen im Alltag helfen können, als auch auf die Dynamik in der Familie, die einen großen Einfluss auf Toms Verhalten hat. Klingt das für Sie beide passend?

M+V: Ja, das klingt gut.

T: Bevor wir über Lösungen sprechen, lassen Sie uns kurz sammeln, was genau das Problem ist. Können Sie mir ein Beispiel aus dem Alltag geben, das zeigt, wo die Schwierigkeiten liegen?

M: Zu Hause gibt es oft Streit, wenn er die Hausaufgaben machen soll. Er sagt, es ist ihm zu viel, und er macht dann gar nichts.

V: Ja, und er wird dann manchmal richtig wütend. Er macht dann komplett dicht.

T: Vielen Dank für dieses Beispiel. Es klingt, als ob Tom schnell überfordert ist. Könnten Sie mir nun sagen, wie Sie in diesen Situationen normalerweise reagieren?

V: Ich sage ihm meistens, dass er sich zusammenreißen soll. Das macht ihn dann oft noch wütender.

M: Ich versuche ihn meistens zu beruhigen, aber manchmal lasse ich ihn einfach nur in Ruhe. Ich habe häufig Angst, dass es nur noch schlimmer wird.

T: Das sind nachvollziehbare Reaktionen. Lassen Sie uns gemeinsam überlegen, welche kleinen Veränderungen hier hilfreich sein können. *(Verhaltenstherapeutische Intervention:)* Überlegen wir mal, ob die sogenannte Reizkontrolle in dieser Situation helfen kann. Das bedeutet, dass wir den Auslöser für Toms Überforderung erkennen und versuchen, die Situation anders zu gestalten. Zum Beispiel können wir bei den Hausaufgaben eine klare Struktur mit Pausen planen sowie eine Belohnung für konzentriertes Arbeiten. Könnte ihm das helfen?

V: Das klingt gut. Wir könnten feste Zeiten festlegen und die Uhr stellen.

T: Genau, ein Timer ist eine super Idee. Überlegen Sie noch eine gute Belohnung. Sie sollten Toms Fortschritte loben, auch wenn es nur kleine Schritte sind. Das gibt ihm das Gefühl, dass er etwas hinbekommt. *(Systemische Intervention:)* Neben diesem Belohnungssystem ist es wichtig, die Rolle der Familie anzuschauen. Wie erleben Sie beide denn die Stimmung zu Hause in solchen Situationen?

M: Es ist oft angespannt. Und ich merke, dass ich mich selbst unter Druck setze, damit Tom alles richtig macht.

V: Ich fühle mich manchmal hilflos, weil nichts klappt.

T: Das verstehe ich. Wir stellen uns das so vor, dass jedes Familienmitglied wie ein Zahnrad ist. Wenn ein Rad ins Stocken gerät, betrifft das alle anderen. Was glauben Sie, könnten Sie tun, um Tom das Gefühl zu geben, dass er in Ordnung ist, auch wenn es mal nicht klappt?

M: Vielleicht könnte ich ihm öfters zeigen, dass ich ihn verstehe und nicht immer sofort eine Lösung suche.

V: Ich könnte versuchen, ruhiger zu bleiben, wenn er wütend wird und ihm zeigen, dass ich trotzdem für ihn da bin.

T: Das sind wunderbare Ansätze. In dem Sie als Eltern auf Tom ruhig und unterstützend einwirken, schaffen Sie einen sicheren Raum, in dem Tom seine Gefühle ausdrücken kann, ohne Angst vor Konsequenzen zu haben.

Erstes Elterngespräch in einer Psychotherapie mit einer Jugendlichen: Beispieldialog

Die 16-jährige Laura ist seit einem Monat in Therapie, da sie unter schulischen Ängsten und sozialem Rückzugsverhalten leidet. Sie schwänzt häufig die Schule und verbringt die Zeit allein in ihrem Zimmer, wenn die Eltern bei der Arbeit sind. Es gibt kaum Gespräche zu Hause zwischen Laura und den Eltern.

T = Therapeutin *L = Laura* *M = Mutter* *V = Vater*

T: Guten Tag, Herr und Frau Müller, schön dass Sie heute hier sind. Laura, danke, dass du auch dabei bist. Wir wollen heute darüber sprechen, wie die Therapie besser laufen kann und welche Ziele wir uns für die nächste Zeit setzen können. Es ist wichtig, dass alle ihre Perspektive einbringen. Wie klingt das für Sie?

M: Das klingt gut. Wir möchten verstehen, wie wir Laura besser unterstützen können.

L: *(zögernd)* Ja, okay.

T: Laura und ich haben in den letzten Wochen viel über ihre Ängste in der Schule gesprochen und daran gearbeitet, Strategien für stressige Situationen zu entwickeln. Laura, magst du kurz erzählen, was dir bisher geholfen hat?

L: Ich finde es gut, dass wir über die Atemübungen gesprochen haben. Die helfen mir manchmal, wenn ich nervös bin. Und dass ich mir kleine Pausen gönnen darf.

V: Das ist schön zu hören. Wir hatten das Gefühl, dass du etwas ruhiger geworden bist.

T: Das stimmt. Laura hat schon tolle Fortschritte gemacht. Gleichzeitig gibt es natürlich noch Bereiche, in denen wir weiterarbeiten können. Welche Beobachtungen haben Sie als Eltern gemacht?

M: Wir sehen, dass sich Laura mehr bemüht, aber sie hat noch immer große Schwierigkeiten, morgens aufzustehen und zur Schule zu gehen. Es ist oft ein Kampf.

V: Ja, und sie zieht sich nach der Schule gleich in ihr Zimmer zurück. Wir wünschen uns, dass sie mehr mit anderen Jugendlichen unternimmt.

T: Laura, was denkst du? Was macht es dir schwer, morgens aufzustehen oder dich mit anderen zu treffen?

L: Ich fühle mich einfach oft total müde und in der Schule ist es so anstrengend. Und ehrlich gesagt weiß ich nicht, was ich mit den anderen machen soll. Die meisten verstehen mich nicht.

T: Das klingt, als ob du dich schnell erschöpft fühlst und manchmal das Gefühl hast, nicht richtig dazuzugehören. Ist das richtig?

L: *(nickt)* Ja.

T: Vielen Dank, dass Sie alle das so offen mitgeteilt haben. Es ist wichtig, gemeinsame Ziele festzulegen, die Laura helfen, sich besser zu fühlen und die für alle in der Familie umsetzbar sind. Ich schlage vor, dass wir uns auf drei Hauptziele konzentrieren. Stimmt das auch für Sie?

(Alle nicken) Hier sind meine Vorschläge: Laura versucht, an mindestens vier Tagen in der Woche pünktlich und regelmäßig zur Schule zu gehen. Dafür entwickeln wir einen festen Morgenplan. Laura sucht sich eine Aktivität, die sie interessiert, zum Beispiel eine AG, um mehr mit Gleichaltrigen in Kontakt zu kommen. Und wir arbeiten daran, dass Laura wieder mehr mit Ihnen zu Hause spricht. Herr und Frau Müller, Sie könnten Laura dabei unterstützen, indem Sie sie nicht unter Druck setzen, sondern ihre Erfolge anerkennen. Wir könnten feste Zeiten einführen, eine Art Familienrunde einmal die Woche? Was denken Sie darüber?

Erstes Elterngespräch in einer Psychotherapie mit einer Jugendlichen: Beispieldialog

M: Das mit der Schule klingt super. Und der Morgenplan ist eine gute Idee.

L: Vielleicht könnte ich mit der Schule langsamer anfangen, also erst mal an drei Tagen. Und das mit den sozialen Sachen … Ich weiß noch nicht, ob ich das schaffe, aber ich könnte darüber nachdenken.

V: Das mit den sozialen Kontakten finde ich wichtig, aber wir wollen Laura auch nicht überfordern.

T: Das klingt vernünftig. Laura, wir starten an drei Schultagen und schauen, ob es funktioniert. Und bei den sozialen Sachen finden wir sicher etwas, was dir Spaß macht, ohne Druck. Einverstanden?

L: Ja, das ist okay.

T: Super, dann fasse ich zusammen: Laura arbeitet daran, regelmäßig in die Schule zu gehen und sucht sich eine Aktivität aus, die sie ausprobieren möchte. Herr und Frau Müller, Sie unterstützen Laura mit positiver Rückmeldung und einer fest ausgemachten Familienrunde. Beim nächsten Termin sprechen wir, wie es läuft. Klingt das für alle machbar?
(Alle nicken.)

Elterngespräch mit hochstrittigen Eltern: Beispieldialog

Jakob, 10 Jahre alt, ist seit einigen Wochen in psychotherapeutischer Behandlung, da er zunehmend Verhaltensauffälligkeiten zeigt. Wutausbrüche und sozialer Rückzug werden beschrieben, die Schulleistungen haben nachgelassen. Die Therapeutin hat ein gemeinsames Gespräch mit den Eltern geplant, um die familiäre Situation zu besprechen und Lösungen zu finden. Die Eltern sind seit zwei Jahren geschieden und befinden sich in einem dauerhaften Konflikt, insbesondere in Fragen des Umgangs und in Erziehungsfragen. Im Gespräch sind die Eltern und die Therapeutin.

T= Therapeutin *M = Mutter* *V = Vater*

T: Guten Tag Frau Schmidt, guten Tag Herr Schmidt. Ich danke Ihnen, dass Sie sich heute die Zeit genommen haben, hier zu sein. Wir wollen uns heute in dem Gespräch darauf konzentrieren, wie wir Jakob am besten unterstützen können. Mir ist es wichtig, dass wir ein respektvolles Gespräch führen und den Fokus auf Jakob legen. Ich werde darauf achten, dass wir fair miteinander umgehen. Ist das für Sie beide in Ordnung?
(Frau Schmidt nickt angespannt, Herr Schmidt zuckt mit den Schultern.)

Wie Sie wissen, hat Jakob mit mir in seinen Sitzungen über seinen Stress gesprochen. Er fühlt sich häufig zwischen Ihnen beiden hin- und hergerissen und weiß oft nicht, wie er es beiden recht machen soll. Das belastet ihn sehr. Er hat mir auch erzählt, dass es immer wieder Streit zwischen Ihnen gibt. Das hat ihn traurig gemacht und verunsichert.

M: *(unterbricht)* Das wundert mich nicht. Herr Schmidt macht ihm ständig Vorwürfe, wenn er bei ihm ist. Er kann es einfach nicht akzeptieren, dass Jakob bei mir wohnt.

V: Das ist ja wohl eine Lüge! Und wenn du dich um Jakob kümmern würdest, müsste ich ihm keine Grenzen setzen. Bei dir darf er ja alles!

T: *(unterbricht freundlich, aber bestimmt)* Ich verstehe, dass es hier viele Emotionen gibt, aber ich möchte Sie bitten, dass Sie nicht übereinander sprechen, sondern dass wir uns darauf konzentrieren, Jakob zu helfen. Können wir uns darauf einigen?
(Beide Eltern nicken.)

Lassen Sie uns zuerst eine gemeinsame Grundlage schaffen. Ich glaube, da sind wir uns alle einig, dass Jakobs Wohl an erster Stelle steht. Können Sie beide zustimmen, dass es das Ziel von uns allen ist, Jakob in dieser schwierigen Phase zu unterstützen?
(Frau Schmidt nickt schnell, Herr Schmidt zögert erst, stimmt aber dann zu.)

Gut. Dann schlage ich vor, dass wir besprechen, wie wir Jakob entlasten können, indem wir eine einheitliche und klare Linie in der Erziehung finden. Dazu würde ich gerne Ihre Perspektiven hören. Frau Schmidt, möchten Sie beginnen?

M: Ich finde, Jakob braucht vor allem Ruhe. Sein Vater redet ihm ständig ein, dass ich keine gute Mutter bin, und das macht Jakob fertig. Außerdem ist er in der Schule überfordert. Wir sollten ihn nicht unter Druck setzen.

V: Das ist ja lächerlich! Jakob braucht endlich klare Regeln. Bei dir hat er doch überhaupt keine Struktur. Und was die Schule angeht, ist er einfach faul geworden, weil er immer denkt, er kommt damit durch!

Elterngespräch mit hochstrittigen Eltern: Beispieldialog

T: Danke, dass Sie beide Ihre Sichtweise geteilt haben. Es klingt, als ob Sie beide etwas anderes für Jakob wollen. Herr Schmidt, Ihnen ist es wichtig, dass Jakob klare Regeln und Struktur hat. Frau Schmidt, Sie möchten, dass Jakob weniger Druck verspürt und sich entspannen kann. Ich sehe hier aber auch Gemeinsamkeiten. Beide möchten, dass Jakob sich besser fühlt und seinen Weg findet. Können wir darauf aufbauen? Lassen Sie uns überlegen, wie wir Jakob beides ermöglichen können: Entlastung und klare Strukturen. Ich schlage vor, dass wir uns auf folgende Punkte einigen. Erstens: klare Kommunikation. Sie beide sprechen wichtige Entscheidungen über Jakob gemeinsam ab, um widersprüchliche Botschaften zu vermeiden. Zweitens: einheitliche Regeln. Wir legen einige Grundregeln fest, die in beiden Haushalten gelten. Zum Beispiel gleiche Schlafenszeiten. Und drittens: Fokus auf Jakob. In Jakobs Gegenwart vermeiden Sie Streit und negative Bemerkungen übereinander. Was denken Sie darüber?

M: Ich bin einverstanden, aber ich möchte, dass Herr Schmidt aufhört, negativ über mich zu reden.

V: Und ich möchte, dass sie endlich darauf achtet, dass Jakob seine Hausaufgaben erledigt.

T: Das sind beides berechtigte Anliegen. Vielen Dank, dass Sie sich heute auf das Gespräch eingelassen haben. Wir haben uns darauf geeinigt, dass Jakob einheitliche Regeln bekommt. Sie tragen Konflikte nicht vor ihm aus und wir arbeiten an der Kommunikation zwischen Ihnen beiden, damit sie bezüglich Jakob klare Absprachen treffen können. Ich schlage vor, dass wir uns in vier Wochen erneut treffen.

INFO 54 • E

Zirkuläres Fragen: Beispieldialog

Fallskizze: Aaron ist ein 14-jähriger Junge mit einer depressiven Episode. Abends trifft sich die Familie zum Essen und es entstehen regelmäßig Konfliktsituationen zwischen den Familienmitgliedern: Mutter, Vater, Aaron und seine 16-jährige Schwester. Die Therapeutin möchte im Gespräch mit Aaron und beiden Elternteilen herausfinden, welche Kommunikationsmuster und Verhaltensmuster in der Familie stattfinden. Durch das zirkuläre Fragen wird ein Konflikt zwischen den Eltern deutlich.

T = Therapeutin *A = Aaron* *M = Mutter* *V = Vater*

T:	Aaron, du hast gerade erzählt, dass es regelmäßig Streit zwischen dir und deiner Mutter gibt, wenn du zum Abendessen kommst.
A:	Sie wirft mir regelmäßig vor, dass ich mein Zeug in der Küche nicht weggeräumt habe.
T zu M:	Was glauben Sie, denkt Ihr Mann, wenn Sie sich mit Aaron streiten?
M:	Der ist sicher genervt, wenn er von der Arbeit nach Hause kommt und seine Ruhe möchte. Aber er mischt sich nicht ein.
T zu A:	Wie reagiert deine Mutter deiner Wahrnehmung nach auf die gelassene Haltung deines Vaters?
A:	Sie wird dann meistens auch ganz sauer mit ihm.
T zu V:	Wenn Ihre Frau so verärgert mit Ihnen und Aaron ist, was macht dann Ihre Tochter?
V:	Meine Tochter versucht dann immer zu schlichten und der Mutter zu helfen.
T zu M:	Wenn Ihre Tochter sich in den Konflikt einmischt, was glauben Sie, geht dann in Aaron vor?
M:	Ich könnte mir vorstellen, dass Aaron dann sauer wird, weil sie seiner Meinung nach da nicht mitzureden hat.
T zu V:	Wenn sich die Schwester einmischt, obwohl Aaron das nicht möchte, wie reagiert dann Ihre Frau?
V:	Ich glaube, dass ihr das gut tut, wenn sie Unterstützung bekommt.
T zu M:	Was glauben Sie, denkt Ihr Mann, wenn Ihre Tochter Ihnen hilft im Konflikt mit Aaron?
M:	Der sagt sowieso immer, dass ich die Kinder beeinflusse und auf meine Seite bringe. Das stimmt aber nicht, die Kinder sehen schon, dass mein Mann sich unfair verhält und mich gar nicht unterstützt.

Fazit

Durch zirkuläres Fragen der einzelnen Familienmitglieder wird der zwischen den Eltern bestehende Konflikt offen kommuniziert.

INFO 55 • E

Beauftragung der Eltern für die Gewichtszunahme: Beispieldialog

Fallskizze: Die 15-jährige Patientin Marga ist an einer Anorexia nervosa erkrankt. Sie ist untergewichtig und wenig einsichtig, dass sie schwer erkrankt ist. Die Familie hat sich für eine intensive ambulante Psychotherapie entschieden. Daher werden die Eltern mit der Aufgabe der Gewichtswiederherstellung beauftragt. Im Gespräch sind die Mutter (M), die Patientin (P) und der Therapeut (T).

T: Es handelt es sich zwar nicht um eine Krebserkrankung, aber es ist manchmal hilfreich, die Anorexie wie eine Krebserkrankung zu betrachten. Das Wichtigste ist aber, dass Sie sich alle auf die Behandlung der Krankheit einlassen. Sie bemühen sich sehr, das weiß ich. Das ist meiner Meinung nach ein wirklich gutes Zeichen für eine erfolgreiche ambulante Therapie. Es gibt jetzt viele Dinge, die Sie als Eltern in der Therapie tun können. Sie kennen Ihr Kind sehr gut. Daher können Sie jetzt auch hilfreiche Dinge herausfinden, die das Essen von Marga betreffen.

M: Eine spezielle Mahlzeit meinen Sie?

T: Ja, das auch. Jetzt geht es aber darum, dass Sie das Essen auf den Teller legen, also die Menge des Essens und die Zusammensetzung des Essens bestimmen. Wichtig ist auch, dass die Mahlzeiten gemeinsam eingenommen werden, bis der Teller aufgegessen ist. In Ihrer Rolle als Eltern wissen Sie vielleicht mehr darüber, wie Ordnung und Disziplin eingehalten werden können. Sie wissen, dass Marga diese Anweisungen jetzt braucht. Es geht hier aber nicht um Marga, es geht um die Anorexie. Bis Marga ein vernünftiges Gewicht hat und ohne Schwierigkeiten isst und Sie ihr vertrauen können. Jetzt müssen Sie sich in einer speziellen Weise um sie kümmern. Im Sinne von einer Bekämpfung der Anorexie. Das gilt für Sie beide als Eltern. Essen ist jetzt die Medizin oder die »Chemotherapie« für Marga. Du wirst das nicht wollen, Marga, und gegen deine Eltern ankämpfen. Aber durch die Mangelernährung bist du gestresst, verweigerst dann zu essen und bist noch mehr gestresst. Deswegen bestimmen deine Eltern die Regeln. Leider gibt es kein spezielles Rezept dafür, wie Sie das schaffen können. Aber Sie sind die Eltern und Sie kennen Marga.

P: Ich denke nicht, dass mich zu bestrafen oder mir Dinge zu verbieten für mich gute Lösungen sind.

T: Das habe ich jetzt noch nicht als Vorschlag gehört. *(Zu den Eltern:)* Ist das Ihrer Meinung nach eine Möglichkeit?

P: Das hat sie gesagt, als sie hörte, dass ich in der Schule nicht gegessen habe.

M: Ich habe gesagt, dass du nicht mehr ständig den Schulweg nur rennen sollst, um Sport zu machen und Kalorien zu verbrennen.

T: Gut, dass Sie dieses Thema ansprechen. In dieser Phase ist es wichtig, an Gewicht zuzunehmen und das kannst du nur schaffen, wenn du im Moment keinen Sport machst. *(An die Eltern gerichtet:)* Sie müssen Ihrer Tochter jetzt das Wichtigste in ihrem Leben wegnehmen, was sie im Moment glücklich macht. Aber gerade schadet Sport dem Körper Ihrer Tochter. Darüber sprechen wir noch einmal länger. Es ist mir im Moment sehr wichtig, dass Sie beide als Eltern der gleichen Meinung sind bezüglich der Erkrankung. Bei allem, was Sie tun. Denn jeder Ausrutscher gibt der Anorexie mehr Chancen, Margas Leben zu übernehmen und sorgt dafür, dass ihre Anstrengungen nicht wirksam sind.

9 Dos und Don'ts

In diesem Kapitel werden für zentrale Themen und Aspekte der begleitenden Elternarbeit hilfreiche Grundhaltungen, Interventionen und Vorgehensweisen von Therapeut:innen benannt und den Strategien gegenübergestellt, die für nachhaltige Elternarbeit eher kontraproduktiv sein können. Wir konzentrieren uns dabei auf vier Themenschwerpunkte, die immer wieder in der Elternarbeit hohe Relevanz aufweisen:

- Beziehungsgestaltung
- Häufige Schwierigkeiten
- Schädliches Erziehungsverhalten
- Grenzen der Elternarbeit

Informationsmaterial dieses Kapitels

INFO 56 Dos und Don'ts: Gestaltung von Elterngesprächen und der therapeutischen Beziehung zu Eltern
Um eine vertrauensvolle Beziehung zu den Eltern aufzubauen, werden auf diesem Informationsblatt nützliche Vorgehensweisen dargestellt und auf mögliche Fehler hingewiesen.

INFO 57 Dos und Don'ts: Fallstricke und Schwierigkeiten
Auf diesem Informationsblatt werden wichtige Aspekte im Umgang mit häufigen, schwierigen Konstellationen in der begleitenden Elternarbeit aufgegriffen. Ungünstige therapeutische Haltungen bzw. Reaktionen werden hilfreichen Strategien gegenübergestellt.

INFO 58 Dos und Don'ts: Unterschiedliche Erziehungshaltungen und schädliche Erziehungspraktiken
Kindertherapeut:innen werden oft mit einem rigiden und schädlichen Erziehungsverhalten der Eltern konfrontiert. Das Informationsblatt geht auf eine hilfreiche Vorgehensweise und mögliche Fehler im Umgang mit diesen schädlichen Erziehungspraktiken ein.

INFO 59 Dos und Don'ts: Grenzen in der Elternarbeit
Grenzen in der begleitenden Elternarbeit gilt es achtsam und sensibel zu begegnen. Dieses Informationsblatt verdeutlicht förderliche und hinderliche Umgangsweisen von Therapeut:innen mit typischen Situationen, die einer konstruktiven Zusammenarbeit im Wege stehen.

INFO 56 • E

Dos und Don’ts: Gestaltung von Elterngesprächen und der therapeutischen Beziehung zu Eltern

Dos	Bauen Sie am Anfang der Therapie ein Vertrauensverhältnis mit den Eltern auf. Validieren Sie die bisherige Arbeit als Eltern.
	Nehmen Sie die Sorgen der Eltern immer ernst.
	Formulieren Sie klare Erwartungen an die Eltern. Definieren Sie, welche Rolle diese in der Therapie spielen sollen und welche Unterstützung von ihnen erwartet wird.
	Sehen Sie die Eltern als Partner und beziehen Sie sie so weit als möglich in die Therapieplanung und Durchführung mit ein.
	Führen Sie regelmäßige Elterngespräche und informieren Sie über die Fortschritte der Therapie. Bieten Sie Gespräche an für Fragen, um den Austausch zu fördern.
	Geben Sie praktische Tipps und Ratschläge, wie die Eltern zu Hause mit dem Kind umgehen können. Seien Sie offen für die unterschiedlichen Erziehungsstile.
	Schaffen Sie eine vertrauensvolle Atmosphäre und einen wertschätzenden Umgang mit den Eltern.
Don’ts	Kritisieren Sie die Eltern am Anfang nie für ihr Verhalten oder ihre Erziehungspraktiken.
	Ignorieren Sie nie die elterlichen Sorgen.
	Versprechen Sie keine Wunder durch die Therapie und wecken Sie keine unrealistischen Erwartungen.
	Die Eltern sollen nicht ausgeschlossen werden, Kommunikationslücken sollen vermieden werden.
	Therapeut:innen sollen nicht als Informanten der Eltern für vertrauliche Informationen des Kindes dienen.
	Unprofessionelle Nähe soll vermieden werden, um eine emotionale Verstrickung zu vermeiden. Privat bekannte Eltern können nicht therapiert werden.

INFO 57 • E

Dos und Don’ts: Fallstricke und Schwierigkeiten

Dos	Achten Sie darauf, alle sorgeberechtigten Bezugspersonen in die begleitende Elternarbeit einzubeziehen. Bei getrennt lebenden Eltern kann es sehr hilfreich sein, auch die neuen Partner:innen in die Elternarbeit zu integrieren.
	Halten Sie über den gesamten Behandlungsverlauf kontinuierlichen Kontakt mit den Eltern, besonders auch in der mittleren Behandlungsphase. Informieren Sie Eltern regelmäßig über Interventionen, Fortschritte, aber auch über Schwierigkeiten im Behandlungsverlauf. Versuchen Sie Eltern aktiv in Interventionen einzubeziehen.
	Verdeutlichen Sie bereits zu Beginn der Zusammenarbeit mit Eltern den Unterschied zwischen begleitender Elternarbeit und Erziehungsberatung.
	Stimmen Sie stets achtsam ab, welche Themen angesprochen bzw. bearbeitet und welche zunächst geschützt werden sollen. Treffen Sie klare Absprachen, was weitergegeben wird.
	Bewahren Sie stets professionelle Distanz. Ziehen Sie klare Grenzen zwischen privater und therapeutischer Beziehung.
	Nehmen Sie aktiv Kontakt zu den Eltern auf, wenn diese sich aus der Elternarbeit zurückzuziehen scheinen.
	Stimmen Sie immer wieder während des Behandlungsverlaufs die Therapieziele wertschätzend und achtsam ab. Versuchen Sie die Ziele für die Elternarbeit so konkret wie möglich zu formulieren. Transparente Informationen über Therapieziele, Vorgehen sowie die Rolle der Eltern verhindern unrealistische, elterliche Erwartungen an Therapeut:innen.
	Planen Sie rechtzeitig gemeinsam den Verlauf der Beendigung der Psychotherapie.
Don’ts	Finden Sie sich nicht mit Terminfindungsschwierigkeiten ab, insbesondere bei Vätern, und bieten Sie zunächst verschiedene, manchmal auch ungewöhnliche Termine an, wie z. B. spätabends oder an Wochenenden.
	Vermeiden Sie Schuldzuweisungen. Erwecken Sie nie den Anschein, dass Sie die Ursachen der Probleme allein in der elterlichen Erziehung suchen. Versuchen Sie stets, ressourcenorientiert Eltern als Teil der Lösung zu sehen. Richten Sie empathisch und wertschätzend immer wieder den Fokus auf Lösungen, unabhängig von elterlichem Verhalten oder Entscheidungen.
	Lassen Sie sich nicht in Konfliktsituationen als »Schiedsrichter:innen« instrumentalisieren. Eine parteiliche Haltung (z. B. gegen ein Elternteil oder das Therapiekind) kann die Neutralität der Psychotherapie gefährden und Konflikte verschärfen.
	Übernehmen Sie keine Erzieher:innenrolle. Beziehen Sie Eltern als Expert:innen für ihr Kind ein und stärken Sie diese in ihrer Rolle.
	Bagatellisieren oder dramatisieren Sie nie die Ihnen offenbarten Probleme des Kindes bzw. der Eltern. Eltern könnten sich dadurch in ihren Sorgen abgewertet fühlen bzw. Ängste entwickeln.
	Akzeptieren Sie nicht einen Therapieabbruch durch Eltern, ohne um ein gemeinsames klärendes Gespräch zu bitten.

Dos und Don'ts: Unterschiedliche Erziehungshaltungen und schädliche Erziehungspraktiken

Dos	Bleiben Sie Eltern gegenüber immer empathisch, auch wenn sie schädliche Erziehungspraktiken anwenden.
	Geben Sie Eltern das Gefühl, dass sie verstanden werden und ihre Sorgen und Gefühle ernst genommen werden.
	Verstehen Sie die Ursachen und Auslöser des schädlichen Erziehungsverhaltens.
	Vermitteln Sie das Wissen über die negativen emotionalen und psychischen Folgen von Schlägen oder Liebesentzug. Zeigen Sie die langfristigen Folgen beim Kind auf.
	Vermitteln Sie Erziehungsstrategien mit positiver Verstärkung, um konstruktiv das Verhalten des Kindes zu lenken. Klare Regeln und Belohnungssysteme fördern das gewünschte Verhalten des Kindes.
	Vermitteln Sie den Eltern Techniken der Emotionsregulation und Stressbewältigung.
	Da in Familien mit Migrationshintergrund häufig der Erziehungsstil Teil der kulturellen und religiösen Identität ist, muss den Eltern zunächst Verständnis und Respekt entgegengebracht werden.
	Erläutern Sie bei Familien mit einem rigiden Erziehungsstil aufgrund ihrer kulturellen Identität die emotionalen Bedürfnisse und Entwicklungsbedürfnisse des Kindes und bieten Sie konkrete kulturell angepasste Alternativen an, z. B. Belohnungssysteme.
Don'ts	Bewerten Sie das schädliche Erziehungsverhalten nicht, um nicht Schuldgefühle bei den Eltern auszulösen.
	Wenn Sie eine für die Eltern unsichere Atmosphäre schaffen, werden diese sich nicht öffnen können und nicht über ihre Probleme sprechen können.
	Wenn die eigenen Kindheitserlebnisse der Eltern nicht validiert werden, kann auch das Erziehungsverhalten der Eltern nicht verändert werden.
	Kritisieren Sie die Eltern nie direkt für ihr schädliches Erziehungsverhalten.
	Gewalt und emotionale Strafen wie Liebesentzug werden im Verlauf der Therapie nicht toleriert.
	Vermeiden Sie eine wertende Haltung bei Familien mit anderen kulturellen und religiösen Hintergründen und fordern Sie nicht eine schnelle Veränderung im Denken von Familien mit Migrationshintergrund. Übertragen Sie nicht eigene Werte auf diese Familien.

INFO 59 • E

Dos und Don’ts: Grenzen in der Elternarbeit

Dos	Reflektieren Sie ggf. mit Unterstützung von Supervisor:innen Hilflosigkeits-, Unzulänglichkeits-, Ohnmachtsgefühle oder Selbstwertzweifel.
	Unterstützen Sie Eltern, in anderen Settings bei Kolleg:innen geeignete individuelle Hilfestellungen zu bekommen, wenn Eltern mit ihrer eigenen inneren Dynamik oder Ehekonflikten zu stark in den Mittelpunkt der gemeinsamen Elternarbeit geraten. Die intensive therapeutische Bearbeitung elterlicher psychischer Probleme kann nicht in begleitender Elternarbeit geleistet werden.
	Achten Sie auf unterschiedliche kulturelle Werte, Normen und Vorstellungen über Erziehung, die zu Missverständnissen führen können. Erkennen Sie bereits zu Beginn der Elternarbeit mit interkultureller Sensibilität und einem bewussten, achtsamen Umgang mit verschiedenen Perspektiven an, dass sich durchaus Unvereinbarkeiten von entsprechenden Therapiemöglichkeiten ergeben können.
	Gesetzliche Vorgaben (z. B. Sorgerecht, Schweigepflicht, Kindeswohlgefährdung) setzen klare Grenzen für Elternarbeit. Halten Sie sich an rechtliche und ethische Standards, auch wenn dies die Zusammenarbeit mit den Eltern einschränkt oder nicht möglich macht.
	Achten Sie auf Ihren eigenen Selbstschutz. Extremes emotionales Engagement in der Elternarbeit bei ungeklärter Rollenzuschreibung, unrealistischen Erwartungen bzw. diffuser Zielklärung kann die eigene psychische Gesundheit gefährden. Reflektieren Sie kontinuierlich Ihre eigenen Grenzen. Nutzen Sie Supervision. Bewahren Sie sich eine selbstfürsorgliche Perspektive.
Don’ts	Nehmen Sie von Eltern keine therapeutischen Aufträge an, die Sie in eine Erzieher:innenrolle drängen.
	Vermeiden Sie nicht eine klare Positionierung zu unrealistischen elterlichen Erwartungen und Zielen der Psychotherapie des Kindes sowie der Elternarbeit. Wenn elterliche Erwartungen unkommentiert im Raum stehen und letztlich nicht erfüllt werden, kann dies zu elterlichen Frustrationen, Widerstand und Abbruch der Psychotherapie beitragen.
	Scheuen Sie sich nicht, dysfunktionale Eltern-Kind-Dynamiken mit familiären Konflikten, ungesunden Beziehungsmustern oder divergierenden, inadäquaten Erziehungshaltungen zeitnah sensibel und offen anzusprechen. Ohne entsprechende Auseinandersetzung sowie gemeinsame Bearbeitung wird die Zusammenarbeit nachhaltig blockiert.
	Verlieren Sie nicht Ihre professionelle Haltung gegenüber Eltern. Hinterfragen Sie sich kontinuierlich während der gemeinsamen Elternarbeit, ob zu enge Beziehungsgestaltung bzw. emotionale Verstrickungen Rollenkonflikte begünstigen und eine objektive Zusammenarbeit blockieren.
	Wenn Eltern in der Elternarbeit ablehnend, angreifend oder aggressiv gegenüber Therapeut:innen auftreten, kann die Arbeitsbeziehung irreparabel gestört sein. Scheuen Sie sich nicht davor, Grenzen klar zu setzen und bei Bedarf externe Unterstützung hinzuzuziehen, wenn durch ruhige, professionelle Deeskalationsbemühungen, klare Kommunikation und Selbstreflexion die Konflikte nicht entschärft werden können.

10 Mein Wissen überprüfen

In diesem Kapitel bieten Ihnen die Arbeitsblätter die Möglichkeit, Ihr Wissen zu begleitender Elternarbeit im Rahmen von Kinder- und Jugendlichenpsychotherapie zu überprüfen. In den Arbeitsblättern finden Sie offene oder Multiple-Choice-Fragen zu verschiedenen grundlegenden Aspekten von Elternarbeit. Theoretisches Wissen wird dabei mit Hinweisen zur Umsetzung im interpersonellen Austausch verknüpft. Dies soll den Wissenstransfer in Ihren therapeutischen Alltag bei der Elternarbeit erleichtern und verfestigen. Eine Übersicht mit entsprechenden Hinweisen und Lösungen finden Sie am Ende des Kapitels.

Arbeitsmaterial dieses Kapitels

AB 7 Wissen überprüfen: Grundhaltungen für begleitende Elternarbeit

Mit den Impulsfragen in diesem Arbeitsblatt können Sie Ihr Wissen zur hilfreichen therapeutischen Grundhaltung zur begleitenden Elternarbeit überprüfen. Dabei sind sowohl strukturelle Aspekte von Elternarbeit als auch das Wissen zu Indikation, Grenzen bzw. Bedenken und Zielen bedeutsam.

AB 8 Wissen überprüfen: Konzept der Triangulation

Auf diesem Arbeitsblatt geht es um ein häufiges Phänomen in der Elternarbeit, das von Therapeut:innen ein hohes Maß an Sensibilität und professionelle Neutralität erfordert: das Konzept der Triangulation. Fragen zur Definition, zu wichtigen Merkmalen, zu Risiken, zu Beispielen aus der Elternarbeit sowie zum Umgang mit Triangulation verdeutlichen Ihren Kenntnisstand zu diesem Konzept.

AB 9 Wissen überprüfen: Techniken und Interventionen

In diesem Arbeitsblatt werden Fragen zu häufig angewandten Techniken der Elternarbeit gestellt, damit Sie Ihr Wissen zu diesem Thema überprüfen und vertiefen können.

AB 10 Wissen überprüfen: Stolpersteine in der Elternarbeit

In diesem Arbeitsblatt wird auf Hindernisse, Schwierigkeiten und Herausforderungen in der Elternarbeit eingegangen, die den therapeutischen Prozess beeinträchtigen und verlangsamen können.

AB 11 Wissen überprüfen: Ablauf von Elternarbeit

In diesem Arbeitsblatt geht es um Ihr Verständnis über Elternarbeit in verschiedenen Phasen des Psychotherapieprozesses. Dies bildet die Grundlage für die Planung der Elternarbeit und den Einsatz verschiedener Interventionen.

AB 7 • Ü

Wissen überprüfen: Grundhaltungen für begleitende Elternarbeit

(1) Welche therapeutische Grundhaltung ist unerlässlich für eine nachhaltige Elternarbeit?

....

(2) Welche juristischen, formellen und motivationalen Gründe kennen Sie für den Einbezug von wichtigen Bezugspersonen in die Psychotherapie von Kindern und Jugendlichen?

....

....

(3) Welche Grenzen gibt es für einen Einbezug von Eltern in die Psychotherapie eines Kindes bzw. Jugendlichen?

....

....

(4) Welche Aspekte sollten unbedingt bei begleitender Elternarbeit beachtet werden?

- ☐ Fokus auf Kindeswohl
- ☐ klare Kommunikation
- ☐ kulturelle Sensibilität
- ☐ eigene Probleme der Eltern therapieren
- ☐ Schuldzuweisungen
- ☐ Widerstände der Eltern nicht dulden
- ☐ Parteinahme bei Elternkonflikten
- ☐ respektvolle, wertschätzende Haltung
- ☐ Rollenklärung
- ☐ Übernahme von Erziehungsaufgaben
- ☐ Stärkung der elterlichen Kompetenz
- ☐ Bagatellisieren / Dramatisieren von Problemen
- ☐ Einbindung der Eltern in den Therapieprozess
- ☐ unrealistische Erwartungen akzeptieren

(5) Welche Argumente sprechen für Elternarbeit in der Psychotherapie von Jugendlichen und sind mit den Autonomiebestrebungen Jugendlicher vereinbar?

....

....

(6) Welche Ziele können Sie für begleitende Elternarbeit in der Psychotherapie von Kindern und Jugendlichen nennen?

....

....

AB 8 • Ü

Wissen überprüfen: Konzept der Triangulation

(1) Was versteht man unter Triangulation? Warum ist das Konzept in der Elternarbeit bei Kinder- und Jugendlichenpsychotherapien bedeutsam?

....

....

....

(2) Erklären Sie bitte drei Merkmale von Triangulation in der Elternarbeit.

....

....

....

(3) Welche Risiken sind bei Patient:innen und Therapeut:innen durch eigene Triangulation in der Elternarbeit gegeben?

....

....

....

....

(4) Welche Beispiele aus der begleitenden Elternarbeit verdeutlichen Triangulation von Therapeut:innen?

....

....

....

....

(5) Welche Möglichkeiten des Umgangs mit Triangulation in der Elternarbeit haben Therapeut:innen?

- ☐ Neutralität bewahren
- ☐ Grenzen setzen
- ☐ Paarberatung / Familientherapie anbieten
- ☐ Konfliktdynamik thematisieren
- ☐ Parteinahme bei Elternkonflikten
- ☐ Fokus aktiv auf Kind / Jugendliche lenken
- ☐ Schuldzuweisungen an Eltern

AB 9 • Ü

Wissen überprüfen: Techniken und Interventionen

(1) Welches der folgenden Beispiele zeigt ein systemisches Verständnis von Elternarbeit?

(a) Wenn ein Kind sich schlecht benimmt, liegt die Ursache immer am Kind selbst.
(b) Das Verhalten des Kindes wird oft als Reaktion auf die Dynamiken innerhalb der ganzen Familie gesehen.
(c) Die Eltern sollen ihre eigenen Probleme für sich behalten, um die Kinder nicht zu belasten.
(d) Ein Kind sollte immer unabhängig handeln und seine Entscheidungen ohne familiäre Unterstützung treffen.

(2) Was versteht man unter Übertragung in der psychoanalytischen Therapie?

(a) Die Übertragung von Verantwortung auf das Kind.
(b) Die bewusste Entscheidung, das eigene Verhalten dem Kind anzupassen.
(c) Die Projektion eigener, unerfüllter Wünsche auf das Kind.
(d) Die Weitergabe von Erziehungstipps an andere Eltern.

(3) Welche Rolle spielen Abwehrmechanismen wie Verleugnung oder Projektion in der Elternarbeit?

(a) Sie verhindern eine wirkliche Beziehung zwischen Eltern und Kind.
(b) Sie können helfen, negative Emotionen zu vermeiden.
(c) Sie sind für Eltern hilfreich, um immer objektiv zu bleiben.
(d) Sie spielen keine Rolle, da nur das Kind betroffen ist.

(4) Warum ist es in der Verhaltenstherapie für Eltern wichtig, kleine Fortschritte zu belohnen?

(a) Um dem Kind zu zeigen, dass nur schnelle Fortschritte zählen.
(b) Weil kleine Belohnungen eine langfristige Motivation fördern können.
(c) Um das Kind von größeren Zielen abzulenken.
(d) Weil das Kind dann aufhört, sich anzustrengen.

(5) Was ist ein sinnvoller Schritt für Eltern, wenn ein Kind häufig Wutausbrüche hat?

(a) Die Wutausbrüche sofort mit einer Strafe zu belegen.
(b) Versuchen herauszufinden, was die Auslöser für das Verhalten sind.
(c) Das Verhalten des Kindes ignorieren, damit es sich beruhigt.
(d) Den Wutausbruch belohnen, damit das Kind sich verstanden fühlt.

Wissen überprüfen: Stolpersteine in der Elternarbeit

(1) Warum ist es problematisch, wenn Eltern ihre eigenen unverarbeiteten Themen in die Therapie des Kindes mit einbringen?

(a) Es lenkt den Fokus von den Zielen des Kindes ab.
(b) Es schwächt die therapeutische Allianz.
(c) Therapeut:innen können die Familiendynamik nicht so gut verstehen.
(d) Es kann zu Enttäuschung bei den Eltern und zum vorzeitigen Therapieabbruch führen.

(2) Was kann ein Stolperstein in der Elternarbeit sein, wenn kulturelle oder sprachliche Barrieren entstehen?

(a) Die Eltern bringen unterschiedliche Perspektiven in die Therapie ein.
(b) Ein Dolmetscher wird in die Elterngespräche einbezogen.
(c) Eltern ziehen ein Familienmitglied als Unterstützung in das Elterngespräch mit ein.
(d) Missverständnisse erschweren die Zusammenarbeit und das gegenseitige Vertrauen.

(3) Welche Haltung der Eltern stellt einen Stolperstein in der Elternarbeit dar?

(a) Schuldzuweisungen gegenüber dem Kind oder Therapeut:innen.
(b) Kritische Fragen zum Therapieverlauf.
(c) Eltern bringen eine unterschiedliche Perspektive in die Elternarbeit ein.
(d) Eltern äußern ihre Sorgen und Ängste.

(4) Was passiert, wenn Therapeut: innen für ein Elternteil Partei ergreifen?

(a) Der adäquat erziehende Elternteil wird gehört und unterstützt.
(b) Ein offenes und vertrauensvolles Gespräch mit Eltern und Kind kann jetzt stattfinden.
(c) Es wird dadurch eine langfristige Lösung für die Familienprobleme gefunden.
(d) Ein Elternteil fühlt sich unfair behandelt und zieht sich aus dem Elterngespräch zurück.

(5) Was kann passieren, wenn Eltern nicht in der Lage sind, Veränderungen im Verhalten des Kindes außerhalb der Therapie zu unterstützen?

(a) Therapeut:innen setzen die Eltern unnötig unter Druck.
(b) Das Kind verliert das Vertrauen in die Eltern.
(c) Die Erfolge der Therapie bzw. Elternarbeit bleiben auf die Sitzungen beschränkt.
(d) Die therapeutische Beziehung wird beeinträchtigt.

AB 11 • Ü

Wissen überprüfen: Ablauf von Elternarbeit

(1) Warum sollten sich Therapeut:innen im Vorfeld von begleitender Elternarbeit Gedanken über den Ablauf während der Psychotherapie von Kindern und Jugendlichen machen?

....

....

....

....

....

(2) Welche Phasen sind in der Elternarbeit zu beachten?

....

....

....

....

....

(3) Warum ist es besonders in der mittleren Behandlungsphase wichtig, kontinuierliche Elternarbeit nicht aus dem Blick zu verlieren?

....

....

....

....

(4) Welche neun Schritte hat das Modell schemabasierter Elternarbeit?

....

....

....

Hinweise und Lösungen

AB 7 Wissensüberprüfung: Grundhaltungen für begleitende Elternarbeit in der Kinder- und Jugendlichenpsychotherapie [Kapitel 1, INFO 1, 2]

(1) Eltern und Kinder stehen in einer lebenslangen komplexen Interaktion. Dysfunktionales Verhalten von Kindern und Jugendlichen ist ohne Kenntnis des Familiensystems und des sozialen Kontextes nicht vollständig zu verstehen und zu verändern.

(2) **(a) juristische Gründe:** elterliches Sorgerecht, Zustimmung zur Therapie des Kindes, Beauftragung zur therapeutischen Behandlung, Verantwortungsübernahme für Setting-Bedingungen durch die Eltern (z. B. Einhaltung der vereinbarten Termine, Beaufsichtigungspflicht vor / nach der Therapiestunde)
(b) formelle Gründe: funktionaler Zusammenhang zwischen Kind- / Elternverhalten (wechselseitige Stimulus-Konsequenz-Beziehungen), Koordination + Optimierung des therapeutischen Prozesses, gemeinsame Definition des Problems, der Ziele + der Interventionen, eigene Anteile an der Störung des Kindes reflektieren und bearbeiten
(c) motivationale Gründe: Stärkung der Kooperationsbereitschaft + Mitarbeit, gemeinsame Ziele verfolgen, Widerstand gegenüber der Behandlung entkräften, Eltern als bedeutsame Co-Therapeuten / Experten für ihr Kind würdigen, Transfer in die Alltagsroutine erleichtern, Kind / Jugendlichen in der Veränderungsarbeit unterstützen

(3) Grenzen für Elternarbeit in der Kinder- und Jugendlichenpsychotherapie:
extreme individuelle Konflikte bzw. Eheprobleme, elterliche psychische Probleme, die den Fokus auf das Kind beeinträchtigen und intensive, therapeutische Bearbeitung erfordern; Gefährdung therapeutischer Neutralität und Parteinahme; Instrumentalisierung von Therapeut:innen zu Erziehungsberater:innen oder Problemlöser:innen für familiäre Konflikte; unrealistische elterliche Erwartungen; Widerstände der Eltern; elterliche Überforderungsgefühle; Beeinträchtigung der Wahrung von Vertraulichkeit; mangelnde professionelle Distanz; keine Möglichkeit für Zusammenarbeit mit verstrittenen Eltern; keine Möglichkeit zur Einhaltung rechtlicher und ethischer Vorgaben; Gefährdung der Integrität der therapeutischen Beziehung sowie eigenen beruflichen Rolle sowie der eigenen psychischen Gesundheit

(4) Bei begleitender Elternarbeit zu beachten:
X Fokus auf Kindeswohl
X Klare Kommunikation
X Kulturelle Sensibilität
X Einbindung der Eltern in den Therapieprozess
X Respektvolle, wertschätzende Haltung
X Rollenklärung
X Stärkung der elterlichen Kompetenz

(5) Argumente, die für Elternarbeit in der Psychotherapie von Jugendlichen sprechen und mit den Autonomiebestrebungen Jugendlicher vereinbar sind:
Förderung von Eigenständigkeit durch gemeinsame Unterstützung, Förderung eines ganzheitlichen Verständnisses der Problematik, Förderung langfristiger Veränderungen, Prävention von Missverständnissen, Stärkung von elterlichen Entwicklungskompetenzen

(6) Ziele für begleitende Elternarbeit in der Psychotherapie von Kindern und Jugendlichen:
Stärkung eines liebevoll-konsequenten Erziehungsstils; Förderung elterlicher Kompetenzen; Verbesserung der Eltern-Kind-Beziehung; Unterstützung positiver, innerfamiliärer Kommunikation; Förderung des Ausdrucks von Gefühlen und Bedürfnissen; Erarbeitung eines lösungsorientierten Umgangs mit Konflikten; Verdeutlichung biografischer Erfahrungen der Eltern in ihrer Wirkung auf die Beziehungsgestaltung mit ihrem Kind / Jugendlichen; Unterstützung der eigenen, selbstfürsorglichen Regulation der Eltern

AB 8 Wissensüberprüfung: Konzept der Triangulation [Kapitel 5, INFO 38]

(1) Beziehungsmuster, bei dem Therapeut:innen bzw. Patient:innen in den Konflikt oder die Beziehung der Eltern einbezogen werden, um Spannungen zwischen den Eltern zu regulieren oder zu kompensieren. Erfordert von Therapeut:innen ein hohes Maß an Sensibilität und professionelle Neutralität. Ziel ist es, die Eltern dabei zu unterstützen, ihre Konflikte eigenständig zu lösen, ohne deren Kinder oder Therapeut:innen in deren Mitte zu ziehen.

(2) Merkmale von Triangulation in der Elternarbeit:
- »Verbündete / r« oder »Vermittler / in«
- »Puffer«
- »Sündenbock«

(3) Risiken für Therapiekinder bzw. Therapeut:innen durch Triangulierung in der Elternarbeit: **Emotionale Belastung** durch Aktivierung von Loyalitätskonflikten und dem aufkommenden Gefühl, Partei ergreifen zu müssen. **Psychische Auswirkungen** durch Verantwortungsübernahmen, die zu Überforderung, Gefühlen von Schuld, Scham, Angst, Ärger sowie zu psychosomatischen Beschwerden führen kann. **Behinderung der Autonomie** in der eigenen Entwicklung des Therapiekindes bzw. einer gehemmten Neutralität von Therapeut:innen durch die Übernahme elterlicher Probleme.

(4) Beispiele aus der begleitenden Elternarbeit, die Triangulierung von Therapeut:innen verdeutlichen:
   (a) Elternteile versuchen, Therapeut:innen auf die eigene Seite zu ziehen, indem sie massive Kritik am anderen Elternteil aussprechen.
   (b) Eltern diskutieren oder streiten während gemeinsamer Sitzungen und erwarten, dass Therapeut:innen Partei ergreifen.
   (c) Das Therapiekind wird in der Therapie instrumentalisiert, um Botschaften zwischen den Eltern zu übermitteln.

(5) Möglichkeiten des Umgangs mit Triangulation in der Elternarbeit:
X Neutralität bewahren
X Grenzen setzen
X Fokus aktiv, erneut auf Kind / Jugendliche lenken
X Konfliktdynamik thematisieren

AB 9 Wissensüberprüfung: Techniken und Interventionen [Kapitel 6, INFO 41–44]

(1) **b:** In der systemischen Elternarbeit geht man davon aus, dass das Verhalten des Kindes im Zusammenhang mit den Dynamiken und Beziehungen innerhalb des Familiensystems steht.

(2) **c:** Übertragung und Gegenübertragung sind zentrale Konzepte der Psychoanalyse und Psychodynamik, die auch in der Elternarbeit bei Kinderpsychotherapien eine wichtige Rolle spielen. Sie beschreiben emotionale Dynamiken und Reaktionen, die das Verhältnis zwischen Therapeut:innen, Eltern und Kind beeinflussen können.

(3) **a:** Eltern nutzen Verleugnung oder Projektion oft, um sich vor schmerzhaften Emotionen zu schützen.

(4) **b:** Kleine Fortschritte ermöglichen es, regelmäßig Erfolge zu erzielen, auch wenn das Endziel noch nicht erreicht ist. Diese Erfolgserlebnisse stärken die Motivation und das Selbstvertrauen des Kindes. Es wird durch das Aufteilen in kleine Schritte nicht überfordert. Manche Verhaltensweisen sind zu komplex, um sie auf einmal zu erlernen.

(5) **b:** Häufige Wutausbrüche beim Kind können verschiedene Ursachen haben. Eine unreife Emotionsregulation mit der Unfähigkeit, Bedürfnisse adäquat zu kommunizieren, kann eine Ursache sein. Oder das Kind hat noch nicht gelernt, mit Herausforderungen umzugehen und hat zu weni-

ge Fähigkeiten entwickelt, mit Problemen umzugehen. Es kann überfordert sein durch zu hohe Anforderungen oder reizüberflutet sein. Uneinheitliche Regeln und Konsequenzen können das Kind verwirren oder es liegt ein Mangel an klaren Grenzen vor. Das Kind beobachtet eventuell in seiner Umgebung aggressive Verhaltensweisen und lernt durch Nachahmung. Oder das Verhalten wird unbeabsichtigt durch die Eltern verstärkt, in dem das Kind durch die Wutanfälle mehr Aufmerksamkeit bekommt.

AB 10 Wissensüberprüfung: Stolpersteine in der Elternarbeit [Kapitel 2, INFO 14–23]

(1) **a:** Die therapeutische Arbeit wird auf mehreren Ebenen erschwert, wenn Eltern ihre eigenen nicht verarbeiteten Themen in die Kindertherapie mit einbringen. Eltern können ihre eigenen ungelösten Konflikte oder Ängste auf das Kind projizieren. Das kann dazu führen, dass die eigentlichen Bedürfnisse und Herausforderung des Kindes übersehen werden, da die Sichtweise der Eltern durch ihre eigenen Erfahrungen beeinflusst ist. Wenn Eltern ihre eigenen Themen in den Vordergrund rücken, können die Ziele der Therapie unklar werden. Kinder sind sensibel für die emotionalen Zustände ihrer Eltern. Wenn Eltern unbewusst ihre unverarbeiteten Themen in die Therapie einbringen, können Kinder sich verantwortlich fühlen, diese Probleme zu lösen, was eine zusätzliche emotionale Belastung darstellt. Eltern, die ihre eigenen Themen auf das Kind projizieren, können unbewusst die Entwicklung der Autonomie des Kindes behindern. Das Kind kann Schwierigkeiten haben, seine eigenen Gefühle und Gedanken zu identifizieren.

(2) **d:** Was in einer Kultur als normal oder auch problematisch angesehen wird, kann in einer anderen völlig anders wahrgenommen werden. Zum Beispiel können Themen wie Familienstrukturen, Rollenbilder oder der Umgang mit Gefühlen unterschiedlich bewertet werden. Körpersprache, Gestik und Mimik können je nach Kultur unterschiedliche Bedeutungen haben, was in der Elternarbeit zu Missverständnissen führen kann. Durch mangelndes kulturelles Verständnis können Therapeut:innen unbewusst kulturelle Stereotypen auf Eltern anwenden, was das Vertrauen beeinträchtigt. Ein Mangel an Wissen über die kulturellen Hintergründe von Familien könnte dazu führen, dass wichtige Aspekte ihrer Lebensrealität übersehen werden. Eltern könnten sich unwohl fühlen, ihre Gedanken und Gefühle mit Therapeut:innen zu teilen oder befürchten, nicht richtig verstanden zu werden. Sprachliche oder kulturelle Unterschiede könnten ein Machtgefälle verstärken, dass das therapeutische Vertrauen beeinträchtigt.

(3) **a:** Schuldzuweisungen an Therapeut:innen können das Vertrauen und die Zusammenarbeit beeinträchtigen. Wenn Eltern die Fachkompetenz und oder Neutralität der Therapeut:innen infrage stellen, kann dies die Grundlage für eine konstruktive Arbeit untergraben. Schuldzuweisungen an das Kind können das Kind unter starken emotionalen Druck setzen und dessen Offenheit und Wohlbefinden in der Therapie beeinträchtigen. Schuldzuweisungen lenken den Fokus von der eigentlichen Problematik ab und behindern eine offene Auseinandersetzung mit den Ursachen und Lösungen. Anstatt eine konstruktive Veränderung zu unterstützen, wird der Konflikt externalisiert.
Schuldzuweisungen sind wertvolle Hinweise auf bestehende Beziehungsmuster oder Dynamiken innerhalb der Familie. Sie zeigen oft, wo die größten Konflikte und Widerstände liegen. Wenn sie sensibel angegangen werden, können Schuldzuweisungen ein Einstiegspunkt sein, um diese Themen zu bearbeiten. Schuldzuweisungen können darauf hinweisen, dass Eltern Unterstützung benötigen, um ihre Rolle in der Psychotherapie ihres Kindes und ihre eigene Verantwortung besser zu verstehen.

(4) **d:** Das nicht unterstützte Elternteil könnte sich unfair behandelt fühlen und das Vertrauen in Therapeut:innen verlieren. Parteiisches Verhalten können Zweifel an der Fachkompetenz oder den ethischen Standards von Therapeut:innen hervorrufen. Bestehende Konflikte zwischen den Eltern werden verschärft und Eltern, die sich im Konflikt befinden, sind weniger kooperationsbe-

reit, was die Arbeit an gemeinsamen Lösungen behindert. Der bevorzugte Elternteil könnte die Unterstützung der Therapeut:innen instrumentalisieren, um die eigene Position zu stärken, was die Dynamik in der Familie und die Arbeit mit dem Kind erschwert. Das Kind könnte das Verhalten der Therapeut:innen als Bestätigung einer elterlichen Sichtweise wahrnehmen, was die eigene Unsicherheit oder Schuldgefühle verstärken kann. Kinder die sich zwischen ihren Eltern hin und her gerissen fühlen, könnten zusätzliche Belastungen erleben und der Loyalitätskonflikt könnte verstärkt werden. Wenn die Eltern-Kind-Beziehung das zentrale Thema ist, könnte die Parteinahme der Therapeut:innen die Bearbeitung der kindlichen Themen behindern. Mögliche Ursachen können eine emotionale Überforderung, eine fehlende systemische Perspektive oder eine unbewusste Voreingenommenheit von Therapeut:innen sein.

(5) **c:** Ohne Bestätigung und Verstärkung des neuen Verhaltens können therapeutisch erarbeitete Strategien nicht ausreichend geübt und internalisiert werden. Das Kind fühlt sich durch die fehlende Unterstützung im häuslichen Umfeld überfordert, was zu einem Stillstand oder zum Rückschritt in der Therapie führen kann. Das Kind gewinnt den Eindruck, dass seine Bemühungen unwichtig sind oder keine Wirkung zeigen, was zu Resignation und Verunsicherung führen kann. Das Kind könnte in alte Verhaltensmuster zurückfallen, um auf die familiäre Dynamik zu reagieren, was wiederum zu neuen Konflikten führen kann. Die Diskrepanz zwischen den Erwartungen an die Therapie und den Reaktionen der Eltern kann die Spannungen innerhalb der Familie verschärfen.

AB 11 Wissensüberprüfung: Ablauf von Elternarbeit [Kapitel 3, INFO 24–29]

(1) Phasenmodelle der begleitenden Elternarbeit bieten eine Orientierungshilfe. Aufeinander bezogene Vorgehensweisen erweisen sich als hilfreich, schließen jedoch ein rekursives Konzept nicht aus. Je nach Richtlinienverfahren werden Therapeut:innen für verschiedene idealtypische Abläufe sensibilisiert, um unterschiedliche Anforderungen und auch Fallstricke in verschiedenen Phasen der psychotherapeutischen Behandlung im Blick zu behalten.

(2) Phasen sind in der Elternarbeit:
(a) Anfangsphase mit erster Erkundung und Abklärung (b) Therapiebeginn mit Diagnostik und vertiefendem Beziehungsaufbau (c) Mittlere Therapiephase mit therapeutischen Interventionen und Unterstützung (d) Abschlussphase mit Konsolidierung, Vorbereitung der Therapiebeendigung (e) Beendigung der Kinderpsychotherapie und Elternarbeit mit Rückfallprophylaxe und bei Bedarf Nachsorgeangebot

(3) Besondere Bedeutung von kontinuierlicher Elternarbeit in der mittlere Behandlungsphase:
Eltern sind in dieser Behandlungsphase besonders gefordert, die wachsende psychische Individuation und Autonomie ihres Kindes zu tolerieren und aktiv zu unterstützen. Elterliche Verlassenheitsängste, Ängste vor Liebesverlust des Kindes und Angst vor Einsamkeit entwickeln sich in dieser Behandlungsphase oftmals verstärkt. Eltern setzen sich weiter vertiefend mit der Separation vom Kind auseinander und wirken einem elterlichen Rückzug vom Kind entgegen. Neue Eltern-Kind-Beziehungsformen bilden sich heraus. Es gilt, einen angemessenen Umgang mit äußeren und inneren Stressfaktoren zu erarbeiten. Dabei ist die Entwicklung von Freude an der fortschreitenden Entwicklung des Kindes sehr bedeutsam für die Etablierung der veränderten Eltern-Kind-Beziehung.
Therapeut:innen sollten in der mittleren Behandlungsphase im kontinuierlichen Gespräch mit den Eltern bleiben, auch wenn sich ein gutes Miteinander und eine stabiles therapeutisches Bündnis mit allen Beteiligten herausgebildet hat. Es gilt, ihre Sensibilität für die Gefahr eines Therapieabbruches durch die Eltern zu erhöhen, subtile Widerstände der Eltern besonders aufmerksam zu beobachten und offen anzusprechen. Sie sollten einem möglichen reaktiven Rückzug der Eltern von ihrem Kind und der gemeinsamen Elternarbeit aktiv entgegenwirken.

(4) Neun Schritte des schemabasierten Elterncoaching-Modells:
   (1) Sorgfältige Motivations- und Auftragsklärung mit Therapiezieldefinition; Klärung der Inhalte der Elterngespräche
   (2) Gemeinsames Erkunden von elterlichen und familiären Ressourcen, Stärken und Erziehungserfolgen
   (3) Erkunden des Umgangs mit emotionalen Grundbedürfnissen in der Herkunftsfamilien und der eigenen Kleinfamilie sowie den Folgen dieser Erfahrungen
   (4) Psychoedukation über die Bedeutung von Schemaaktivierung und von innerer Modusdynamik beim Therapiekind und den bedeutsamen Bezugspersonen in schwierigen familiären Interaktionen
   (5) Erarbeitung von Schema und Modus geleiteten Erklärungsmodellen der Problemdynamik für belastende Eltern-Kind-Interaktionen mit Erarbeiten von Modusskizzen und Moduszirkeln für alle Beteiligten
   (6) Modifikation von negativen, elterlichen Mustern des Erlebens und von dysfunktionaler innerer Modusdynamik mit Aufbau positiver Modi, insbesondere des Fürsorge- und Anleitungsmodus
   (7) Anleitung der Eltern zum Umgang mit Schema- und Modusaktivierungen und der inneren Modusdynamik beim Kind und bei sich selbst
   (8) Aufbau positiver Aktivitäten und Rituale zur Stärkung von Mustern des Erlebens und Handelns
   (9) Prüfung der Indikation für weitergehende therapeutische und unterstützenden Intervention für Eltern / bedeutsame Bezugspersonen

11 Wo kann ich mehr erfahren?

An dieser Stelle haben wir eine Auswahl vorhandener, vor allem deutschsprachiger Literatur zusammengestellt, die eine vertiefende Auseinandersetzung mit dem Thema *Begleitende Elternarbeit in der Kinder- und Jugendlichenpsychotherapie* ermöglicht. Zusätzlich werden Stellen zur Unterstützung für Eltern aufgeführt.

Informationsblätter dieses Kapitels

INFO 60 Literaturempfehlungen zur Elternarbeit in verschiedenen Richtlinienverfahren

Der Einbezug von Eltern bzw. bedeutsamen Bezugspersonen in die Psychotherapie von Kindern und Jugendlichen findet in verschiedenen Richtlinienverfahren der Psychotherapie unterschiedliche Aufmerksamkeit. Auf diesem Informationsblatt ist eine Auswahl von Literaturempfehlungen für unterschiedliche therapeutische Ansätze zusammengestellt.

INFO 61 Literatur zu spezifischen Ansätzen zur Stärkung elterlicher Erziehungskompetenz

In diesem Informationsblatt finden Sie Hinweise zu einigen Ansätzen der Elternarbeit unter besonderen störungsspezifischen Blickwinkeln.

INFO 62 Unterstützungsmöglichkeiten für Eltern mit Kindern verschiedenen Störungsbildern

Für Eltern mit Kindern bzw. Jugendlichen, die von verschiedenen Störungsbildern betroffen sind, haben wir eine Auswahl von wichtigen Webseiten aufgelistet. Therapeut:innen werden immer wieder von Eltern dahingehend angefragt, wo es Möglichkeiten einer Vernetzung mit anderen betroffenen Eltern bzw. Familien gibt – die Adressen auf diesem Informationsblatt können entsprechend empfohlen werden.

INFO 60 • V

Literaturempfehlungen zur Elternarbeit in verschiedenen Richtlinienverfahren

Begleitende Elternarbeit aus psychodynamischem Blickwinkel

- Althoff, M.-L. (2017). Die begleitende Psychotherapie der Bezugspersonen. Theorien, Modelle und Behandlungstechnik in der psychodynamischen Psychotherapie. Stuttgart: Kohlhammer.
- Bründl, P., Enders, M. & Hauser, S. (Hrsg). (2016). Elternschaft: klinische und entwicklungspsychologische Perspektiven. Frankfurt a. M.: Brandes & Apsel.
- Garstick, E. (2019). Väter in der psychodynamischen Psychotherapie mit Kindern und Jugendlichen. Die Triangulierung und das väterliche Prinzip. Stuttgart: Kohlhammer.
- Grieser, J. (2018). Elternarbeit in der Psychotherapie von Kindern und Jugendlichen. Göttingen: Vandenhoeck & Ruprecht.
- Novick, J. & Novick, K.K. (2017). Elternarbeit in der Kinderpsychoanalyse. Frankfurt a. M.: Brandes & Apsel.

Begleitende Elternarbeit aus verhaltenstherapeutischer Perspektive

- Borg-Laufs, M. & Hungerige, H. (2011). Selbstmanagementtherapie mit Kindern. Ein Praxisbuch. Leben lernen 183. Stuttgart: pfeiffer.
- Döpfner, M. & Petermann, F. (2012). Diagnostik psychischer Störungen im Kindes- und Jugendalter. Göttingen: Hogrefe.
- Döpfner, M., Rademacher, C., Metternich, T.W. & Schürmann, S. (2007). Verhaltenstherapeutische Eltern-Kind-Therapie. In M. Borg-Laufs (Hrsg.), Lehrbuch der Verhaltenstherapie mit Kindern und Jugendlichen. Band 2: Diagnostik und Intervention (2. Aufl., S. 677–706). Tübingen: dgvt-Verlag.
- Görlitz, G. (2023). Psychotherapie für Kinder und Familien. Übungen und Materialien für die Arbeit mit Eltern und Bezugspersonen. Leben Lernen, 179 (7. Aufl.). Stuttgart: Klett-Cotta.
- Petermann, F. (2017). Therapie-Tools Eltern- und Familienarbeit. Weinheim: Beltz.

Systemisch orientierte begleitende Elternarbeit

- Rotthaus, W. (2023). Der aktuelle Stand der systemischen Kinder- und Jugendlichenpsychotherapie. *forum* für Kinder- und Jugendpsychiatrie, Psychosomatik und Psychotherapie, 3+4, 101–119.
- Retzlaff, R. (2021). Spielräume. Lehrbuch der Systemischen Therapie mit Kindern und Jugendlichen. Stuttgart: Klett-Cotta.

Schematherapeutisch basierte Elternarbeit

- Graaf, P. & Loose, C. (2024). Schematherapeutisch basierte Elternarbeit. In C. Loose, P. Graaf & G. Zarbock (Hrsg.), Schematherapie mit Kindern und Jugendlichen (2. Aufl., S. 339–419). Weinheim: Beltz.

Literatur zu spezifischen Ansätzen zur Stärkung elterlicher Erziehungskompetenz

Elternarbeit in Familien mit psychisch kranken Eltern

- Britsch, K. H. (Hrsg.). (2017). Bindung und emotionale Gewalt. Stuttgart: Klett-Cotta. (Prävention in Bezug auf emotionale Gewalt SAFE®)
- Buck-Hortkotte, S., Renneberg, B. & Rosenbach, C. (2022). Mütter mit Borderline-Persönlichkeitsstörung. Weinheim: Beltz.
- Düber, M. (Hrsg.). (2021). Behinderte Elternschaft und ihre Bewältigung. Weinheim: Beltz Juventa.
- Lenz, A. (2014). Kinder psychisch kranker Eltern. Göttingen: Hogrefe. (Überblick über multimodale Interventionsprogramme, z. B. interaktionales Therapieprogramm für Mütter mit postpartalen Störungen, Programm für Familien depressiv erkrankter Eltern, CHIMPs, Kanu)
- Plattner, A. (Hrsg.). (2024). Erziehungsfähigkeit psychisch kranker Eltern richtig einschätzen und fördern. München: Ernst Reinhardt.
- Plass, A. & Wiegand-Grefe, S. (2012). Kinder psychisch kranker Eltern. Weinheim: Beltz.
- Wagenblass, S. & Spatscheck, C. (Hrsg.). (2023). Kinder psychisch kranker Eltern. Köln: utb.

Elternarbeit in hochkonflikthaften Familiensituationen

- Asen, E. & Morris, E. (2021). Kinder im Kreuzfeuer. Systemische Arbeit bei massiven Elternkonflikten. Heidelberg: Carl-Auer.
- Figdor, H. (2012). Patient Scheidungsfamilie. Ein Ratgeber für professionelle Helfer. Gießen: Psychosozial-Verlag.
- Figdor, H. (2017). Zwischen Trauma und Hoffnung. Wie Kinder und Eltern die Trennung erleben. Gießen: Psychosozial-Verlag.
- van Lawick, J. & Visser, M. (2022). Kinder aus der Klemme. Interventionen für Familien in hochkonflikthaften Trennungen. Heidelberg: Carl-Auer.

Elternarbeit bei an Magersucht erkrankten Kindern / Jugendlichen

- Landfers, C. (Hrsg.). (2024). Nur mit meinen Eltern. Familienintegrierte Therapie für Kinder und Jugendliche mit Magersucht. Norderstedt: Bod.

Eltern von autistischen Kindern

- Information des Bundesverbandes autismus Deutschland e.V. (2023). Elternratgeber Autismus-Spektrum. Hamburg: autismus Deutschland e.V.
- Notbohm, E. & Zysk, V. (2020). 1001 Ideen für den Alltag mit autistischen Kindern und Jugendlichen. Praxistipps für Eltern, pädagogische und Therapeutische Fachkräfte. Freiburg im Breisgau: Lambertus.
- Tröster, H. & Lange, S. (2019). Eltern von Kindern mit Autismus-Spektrum-Störungen: Anforderungen, Belastungen und Ressourcen. Heidelberg: Springer.

Elternarbeit mit Familien mit Migrationshintergrund

- Schlippe, von A., El Hachimi, M. & Jürgens, G. (Hrsg.). (2022). Multikulturelle systemische Praxis. Ein Reiseführer für Beratung, Therapie und Supervision. Heidelberg: Carl-Auer.

Literatur zu spezifischen Ansätzen zur Stärkung elterlicher Erziehungskompetenz

Elternarbeit mit Eltern von Kindern mit Angststörungen

▶ Laakmann, M., Petermann, U. & Petermann, F. (2017). Elternarbeit im Kontext der Angstbehandlung von Kindern. Ein systematisches Review. Kindheit und Entwicklung, 26(2), 77-92.

Elternarbeit mit einem lernbehinderten Elternteil

▶ Dübner M. (Hrsg.). (2021). Behinderte Elternschaft und ihre Bewältigung. Weinheim: Beltz Juventa.

Kinderbücher zum Tod eines Elternteils

▶ Chazerand, E. & Pelon, S. (Hrsg). (2024). Papa ist überall. Ein Elternteil geht und die Trauer bleibt. Münster: Coppenrath.
▶ Eder, S., Wenz, T. & Gasser, E. (Hrsg.). (2017). Abschied von Mama. Salzburg: Edition Riedenburg.
▶ Hartmann, F. (Hrsg.). (2024). Wie tief ist ein Grab? Alles über Sterben, Tod und Abschied nehmen. Freiburg: Herder.

Unterstützungsmöglichkeiten für Eltern mit Kindern verschiedenen Störungsbildern

Im Folgenden sind einige Anlaufstellten und Unterstützungsmöglichkeiten für Eltern zusammengestellt. Dies ist nur eine Auswahl. Es gibt viele weitere lokale Gruppen. Bei regionalen Selbsthilfekontaktstellen oder spezialisierten Organisationen kann man sich über weitere Angebote informieren.

Eltern von Kindern mit Aufmerksamkeitsdefizit- / Hyperaktivitätsstörung (ADHS)

- **ADHS Deutschland e.V.**: Dieser bundesweite Verein bietet über 200 regionale und virtuelle Selbsthilfegruppen für Eltern und betroffene Erwachsene an. Interessierte können auf der Website nach Gruppen in ihrer Nähe suchen.
  Selbsthilfegruppen | ADHS Deutschland e. V.
- **ADHS-Elterntrainer der AOK**: Ein Online-Programm, das auf dem Therapieprogramm für Kinder mit hyperkinetischem und oppositionellem Problemverhalten (THOP) basiert. Es unterstützt Eltern dabei, besser mit dem Verhalten ihrer Kinder umzugehen.
  https://adhs.aok.de/redaktion/das-programm

Eltern von autistischen Kindern

- **Bundesverband Autismus Deutschland e.V.**: Dieser Verband bietet vielfältige Unterstützungsangebote für Eltern, darunter Elternratgeber und Elternkurse.
  https://www.autismus.de/was-ist-autismus/unterstuetzungsmoeglichkeiten-fuer-eltern
- **Autismus verstehen e.V.**: Bietet Selbsthilfegruppen für Angehörige in verschiedenen Landkreisen an.
  https://autismus-verstehen.de/angehoerige
- **Starke Eltern e.V.**: Eine Selbsthilfegruppe für Familien mit autistischen Kindern, die regelmäßige Treffen organisiert.
  https://starke-eltern-ev.de

Eltern von depressiven Kindern

- **Deutsche Depressionshilfe**: Bietet Informationen zu Selbsthilfegruppen für Depressionen. Diese Gruppen sind eine sinnvolle Ergänzung zur medikamentösen und/oder psychotherapeutischen Behandlung.
  https://www.deutsche-depressionshilfe.de
- **SHG für Eltern depressiver Kinder und Jugendlicher – Stay Strong / Mülheim**: Eine Selbsthilfegruppe für Eltern von an Depression erkrankten Kindern und Jugendlichen. Hier können Eltern Erfahrungen austauschen und sich gegenseitig unterstützen.
  https://www.selbsthilfenetz.de/suchen-und-finden/selbsthilfegruppe-finden/details/6072-shg-fuer-eltern-depressiver-kinder-und-jugendlicher-stay-strongmuelheim
- **Angehörige psychisch erkrankter Menschen Landesverband Berlin e.V. (ApK)**: Bietet Selbsthilfegruppen für Eltern, Geschwister und Partner von psychisch erkrankten Menschen an. Einige Gruppen sind speziell für Eltern von psychisch erkrankten Kindern und Jugendlichen konzipiert.
  https://www.apk-berlin.de/de/termine/selbsthilfegruppen

Unterstützungsmöglichkeiten für Eltern mit Kindern verschiedenen Störungsbildern

Eltern von Kindern mit Angststörungen

- **Deutsche Angst-Hilfe e.V. (DASH)**: Unterstützt seit 1995 Angstselbsthilfegruppen im deutschsprachigen Raum. Die DASH-Gruppensuche bietet eine interaktive Karte, auf der Selbsthilfegruppen und Selbsthilfekontaktstellen in der Nähe gefunden werden können.
  https://www.angstselbsthilfe.de/angebote/dash-gruppensuche
- **Bundesverband der Angehörigen psychisch Kranker e.V. (BApK)**: Bietet eine Plattform für die Suche nach Selbsthilfegruppen und zur Vernetzung der Selbsthilfe in der Psychiatrie. Über das Selbsthilfenetz Psychiatrie können Angehörigengruppen in Deutschland gefunden werden.
  https://www.bapk.de/angebote/selbsthilfenetz-psychiatrie/suche-angehoerigengruppen-deutschland-karte.htm

Eltern von Kindern mit Zwangsstörungen

- **Deutsche Gesellschaft Zwangserkrankungen e.V. (DGZ)**: Die DGZ bietet eine umfassende Liste von Selbsthilfegruppen für Betroffene und Angehörige in verschiedenen Regionen Deutschlands
  https://www.zwaenge.de/selbsthilfe/shg_liste
- **Angehörige von Menschen mit Zwangserkrankung – ApK München**: Diese Selbsthilfegruppe richtet sich an Angehörige von zwangserkrankten Menschen, einschließlich Eltern, die sich über ihre spezielle Lebenssituation austauschen möchten.
  https://www.apk-muenchen.de/selbsthilfegruppen/gruppen/zwangserkrankung
- **Selbsthilfegruppe »Eltern zwangserkrankter Kinder und Jugendlicher« in Freiburg**: Eine offene Selbsthilfegruppe für Eltern aus Freiburg und Umgebung mit zwangserkrankten Kindern und Jugendlichen, die gegenseitige Unterstützung und Erfahrungsaustausch bietet.
  https://zwangseltern-freiburg.de

Eltern von Kindern mit Essstörungen

- **Elternnetzwerk Magersucht e.V.**: Dieses ehrenamtlich von Eltern für Eltern betriebene Netzwerk bietet Unterstützung, Informationen und 24/7 Online-Elterngruppen für Angehörige von Kindern mit restriktiven Essstörungen.
  https://elternnetzwerk-magersucht.de
- **Cinderella – Beratungsstelle für Essstörungen**: Bietet geleitete Selbsthilfegruppen für Betroffene an.
  https://cinderella-beratung.de/angebote/betroffene

Eltern suchtkranker Kinder

- **Eltern suchtkranker Kinder**: Diese Plattform bietet Informationen und Unterstützung für Eltern, deren Kinder von Sucht betroffen sind. Sie fördert den Austausch unter betroffenen Eltern und bietet Hilfestellungen zur Selbstfürsorge.
  https://elternsuchtkrankerkinder.de
- **Eltern-Suchthilfe**: Bietet Impulse zur Selbstwahrnehmung und lösungsorientierten Kommunikation für Eltern von suchtgefährdeten Kindern. Teilt persönliche Erfahrungen und zeigt Möglichkeiten zur Hilfe und Selbsthilfe auf.
  https://eltern-suchthilfe.de/

Unterstützungsmöglichkeiten für Eltern mit Kindern verschiedenen Störungsbildern

- **ELSA – Elternberatung Sucht**: ELSA unterstützt Eltern, die mit dem Suchtverhalten ihrer Kinder konfrontiert sind, fördert Erziehungskompetenzen und reduziert familiäre Konflikte. Die Plattform bietet kostenlose Onlineberatung für Eltern suchtgefährdeter und abhängiger Kinder und Jugendlicher.
  https://www.slsev.de/suchthilfe/unterstuetzung-fuer-eltern-suchtgefaehrdeter-suchtkranker-kinder

Psychisch erkrankte Eltern

- **Bundesverband der Angehörigen psychisch Kranker e.V. (BApK):** Der BApK bietet ein Selbsthilfenetz Psychiatrie, über das Sie nach Selbsthilfegruppen in Ihrer Nähe suchen können. Die Plattform ermöglicht die Suche nach Gruppen für Betroffene und Angehörige.
  https://www.bapk.de/angebote/selbsthilfenetz-psychiatrie.html
- **Deutsches Rotes Kreuz (DRK):** Das DRK unterstützt verschiedene Selbsthilfegruppen, unter anderem für Menschen mit psychischen Erkrankungen. Informationen zu lokalen Gruppen finden Sie auf der Website.
  https://www.drk.de/hilfe-in-deutschland/selbsthilfegruppen

Literatur

Aarts, M. (2009). Marte Meo. Freiburg: Herder.

Adam, H. (2004). Wenn's den Kindern hilft – therapeutische Elterngespräche mit Migranten. Zeitschrift für Psychotherapie, Psychosomatik, medizinische Psychologie, 54 (2), 435–470.

Althoff, M.-L. (2007). Rahmenbedingungen der Psychotherapie, Behandlungssetting, Patient-Therapeut-Interaktion, Bezugsperson-Therapeut-Interaktion, Einleitung und Ende der Behandlung. In H. Hopf & E. Windaus (Hrsg.), Psychoanalytische und tiefenpsychologisch fundierte Kinder- und Jugendlichenpsychotherapie. Ein Lehrbuch der Psychotherapie, Band V (S. 177–192). München: CIP-Medien.

Althoff, M.-L. (2017). Die begleitende Psychotherapie der Bezugspersonen. Theorien, Modelle und Behandlungstechnik in der psychodynamischen Psychotherapie. Stuttgart: Kohlhammer.

American Academy of Child and Adolescent Psychiatry (2007). Practice Parameter for the Assessment of the Family. Journal of American Academy of Child and Adolescent Psychiatry, 46, 7, 922–936.

Andritzky, W. (2003). Parental Alienation Syndrome: nicht instrumentalisieren lassen. Deutsches Ärzteblatt, 2, 81.

Asen, E. & Morris, E. (2021). Kinder im Kreuzfeuer. Systemische Arbeit bei massiven Elternkonflikten. Heidelberg: Auer.

Axline, V.M. (1972). Kinder-Spieltherapie im nichtdirektiven Verfahren. München: Reinhardt.

Baier, D. & Hohm, J. (2000). Patchwork-Familien. Neue Formen des Zusammenlebens. Opladen: Leske und Budrich.

Baker, A. & Sauber, S. (2012). Working with alienated Children and Families. New York: Routledge.

Bartsch, D.R., Roberts, R.M. & Davies, M. (2016). Understanding the experience of parents with a diagnosis of borderline personality disorder. Journal Australian Psychology, 51, 472–480.

Beck, J. (1995). Cognitive Therapy. Basics and Beyond. New York: Guilford.

Beck, A. & Freeman, A. (1993). Kognitive Therapie der Persönlichkeitsstörungen. Weinheim: Beltz.

Bockwyt, E. (2020). Die Verhaltensanalyse. Stuttgart: Klett-Cotta.

Borg-Laufs, M. & Merod, R. (2000). Verhaltenstherapie mit Kindern und Jugendlichen jenseits der Störungsorientierung. Verhaltenstherapie, 10, 67–75.

Borg-Laufs, M. & Hungerige, H. (2005). Selbstmanagementtherapie mit Kindern. Ein Praxisbuch. Leben lernen 183. Stuttgart: Pfeiffer.

Borg-Laufs, M. & Hungerige, H. (2007). Der Prozess der Kinder- und Jugendlichenpsychotherapie. In M. Borg-Laufs (Hrsg.), Lehrbuch der Verhaltenstherapie mit Kindern und Jugendlichen. Band 1: Grundlagen (2. Aufl., S. 273–316). Tübingen: dgvt-Verlag.

Borg-Laufs, M. & Trautner, H.M. (2007). Entwicklungspsychologische Grundlagen der Kinder- und Jugendlichenpsychotherapie. In M. Borg-Laufs (Hrsg.), Lehrbuch der Verhaltenstherapie mit Kindern und Jugendlichen. Band 1: Grundlagen (2. Aufl., S. 77–120). Tübingen: dgvt-Verlag.

Britsch, K.H. (Hrsg.). (2017). Bindung und emotionale Gewalt. Stuttgart: Klett-Cotta.

Brookman-Frazee, L. (2004). Using parent / clinician partnerships in parent education programs for children with autism. Journal of Positive Behaviour Interventions, 6, 195–213.

Bründl, P., Enders, M. & Hauser, S. (Hrsg). (2016). Elternschaft: klinische und entwicklungspsychologische Perspektiven. Frankfurt a. M.: Brandes & Apsel.

Bühring, P. (2010). Psychotherapeutische Versorgung von Migranten. Zeitschrift Ärzteblatt, 11, 487.

Buck-Horstkotte, S., Renneberg, B. & Rosenbach, C. (2022). Mütter mit Borderline-Persönlichkeitsstörung (2. Auf.). Weinheim: Beltz.

Christiansen H., Anding J. & Donath I. (2014). Interventionen für Kinder psychisch kranker Eltern. In M. Kölch, U. Ziegenhain & J.M. Fegert (Hrsg.), Kinder psychisch kranker Eltern (S. 80–105). Weinheim: Beltz Juventa.

Citlak, B., Leyendecker, B. & Schölmerich, A. (2008). Sozialisation goals among first- and second generation migrant turkish and german mothers. International Journal of Behavioral Development, 32, H 1, 56–65.

Cordes, R. & Cordes, H. (2009). Elterntraining / frühe Intervention. In S. Bölte (Hrsg.), Autismus. Spektrum, Ursachen, Diagnostik, Intervention, Perspektiven (S. 301–315). Bern: Huber.

Currier, D., Mann, M. & Oquendo, M. (2006). Sex differences in the familial transmission of mood disorders. Journal of affective disorders, 95, 51–60.

Döpfner, M. & Petermann, F. (2012). Diagnostik psychischer Störungen im Kindes- und Jugendalter. Göttingen: Hogrefe.

Döpfner, M., Rademacher, C., Metternich, T.W. & Schürmann, S. (2007). Verhaltenstherapeutische Eltern-Kind-Therapie. In M. Borg-Laufs (Hrsg.), Lehrbuch der Verhaltenstherapie mit Kindern und Jugendlichen. Band 2: Diagnostik und Intervention (2. Aufl., S. 677–706). Tübingen: dgvt-Verlag.

Döpfner, M. & Schürmann, S. (2020). Eltern- und familienzentrierte Interventionen. In M. Döpfner, M. Hautzinger & M. Linden (Hrsg.), Verhaltenstherapiemanual: Kinder und Jugendliche (S. 193–198). Heidelberg: Springer.

Donaldson-Pressmann, S. & Pressmann, M. (1997). The Narcisstic Family. Diagnosis and Treatment. San Francisco: Jossey-Bass.

Dübner, M. (2021). Behinderte Elternschaft und ihre Bewältigung. Weinheim: Beltz Juventa.

Dührssen, A. (1980). Psychotherapie bei Kindern und Jugendlichen. Ein Lehrbuch für Familien- und Kindertherapie (6. Aufl.). Göttingen: Vandenhoeck & Ruprecht.

Dunn, A., Cartwrith-Hatton, S. & Startup, H. (2020). The parenting experience of those with borderline personality disorder traits: practitioner and parent perspectives. Journal Frontiers in Psychology, 11, 1913.

Dusolt, H. (2000). Schritt für Schritt. Ein Leitfaden zur Gestaltung des Zusammenlebens in Stieffamilien. München: Profil.

Esser, G. & Schmidt, M.H. (2017). Die Mannheimer Risikokinderstudie. Ideen, Ziele und Design. Zeitschrift Kindheit und Entwicklung, 26, 4, 198–202.

Eyden, J., Winsper, C. & Wolke, D. (2016). A systematic review of the parenting and outcomes experienced by offspring of mothers with borderline personality pathology: Potential mechanisms and clinical implications. Clinical Psychology Review, 47, 85–105.

Faber, F., Haarstrick, R. & Franz, R. (1996). Kommentar Psychotherapie-Richtlinien. Neckarsulm: Jungjohann.

Figdor, H. (2012). Patient Scheidungsfamilie. Ein Ratgeber für professionelle Helfer. Gießen: Psychosozial.

Figdor, H. (2017). Zwischen Trauma und Hoffnung. Wie Kinder und Eltern die Trennung erleben. Gießen: Psychosozial.

Forward, S. (2015). Wenn Mütter nicht lieben. München: Goldmann.

Freud, S. (1909). Analyse der Phobie eines fünfjährigen Knaben. GW VII, S. 242–377.

Fröhlich, U., Noterdaeme, M. & Joos, M. (2014). Elterntraining zur Anbahnung sozialer Kommunikation bei Kindern mit Autismus-Spektrum-Störungen. Training Autismus Sprache Kommunikation (TASK). München: Urban & Fischer.

Garstick, E. (2019). Väter in der psychodynamischen Psychotherapie mit Kindern und Jugendlichen. Die Triangulierung und das väterliche Prinzip. Stuttgart: Kohlhammer.

Gavranidou, M. & Abdallah-Steinkopff, B. (2007). Brauchen Migrantinnen und Migranten eine andere Psychotherapie? Psychotherapeutenjournal, 4, 353-361.

Görlitz, G. (2023). Psychotherapie für Kinder und Familien. Übungen und Materialien für die Arbeit mit Eltern und Bezugspersonen. Leben Lernen, 179 (7. Aufl.). Stuttgart: Klett-Cotta.

Goodyear-Brown, P. (2021). Parents as Partners in Child Therapy. New York: Guilford.

Graaf, P. (2013). Elternbezogene Techniken und Vorgehensweisen. In C. Loose, P. Graaf & G. Zarbock (Hrsg.), Schematherapie mit Kindern und Jugendlichen (S. 261-322). Weinheim: Beltz.

Graaf, P. & Loose, C. (2024). Schematherapeutisch basierte Elternarbeit. In C. Loose, P. Graaf & G. Zarbock (Hrsg.), Schematherapie mit Kindern und Jugendlichen (2. Aufl., S. 339–419). Weinheim: Beltz.

Grieser, J. (2018). Elternarbeit in der Psychotherapie von Kindern und Jugendlichen. Göttingen: Vandenhoeck & Ruprecht.

Groen, G. & Petermann, F. (2002). Depressive Kinder und Jugendliche. Göttingen: Hogrefe.

Gröger, H. (2014). Phasen in systemischen Coaching-Prozessen. Systeme, 2, 147–174.

Guinchat, V., Chamak, B. & Bonniau, B. (2012). Very early signs of autism reported by parents include many concerns not specific to autism criteria. Journal Research in Autism Spectrum Disorders, 6, 589–601.

Haine-Schlagel, R. & Walsh, N.E. (2015). A Review of Parent Participation Engagement in Child and Family Mental Health Treatment. Clinical Child and Family Psychology Review, 18, 133–150.

Hansen, S., Kitzerow, J., Teufel, K. & Freitag, C. (2018). Therapieerwartungen von Eltern autistischer Kinder. Stuttgart: Cotta.

Hegemann, U., Steinberg, H., Zerle-Elsäßer, C., Eichhorn T. & Steinberg, H. (2021). Beratungsbedarf von Stieffamilien in Bayern. Deutsches Jugendinstitut: München.

Heinrichs, N. & Hahlweg, K. (2009). Elterntrainings zur Steigerung der Erziehungskompetenz. In S. Schneider & J. Margraf (Hrsg.), Lehrbuch der Verhaltenstherapie. Band 3: Störungen im Kindes- und Jugendalter (S. 255–275). Heidelberg: Springer.

Helfferich, C. (2001). Zugangswege zu Kindern aus unterschiedlichen sozialen Lagen. Forschung und Praxis der Gesundheitsförderung, Bd.16,100-109. Köln: Bundeszentrale für gesundheitliche Aufklärung.

Hess, T. & Starke, C. (2017). Patchworkfamilien. Beratung und Therapie. Stuttgart: Kohlhammer.

Hobson, R., Patrick, M. & Crandell, L. (2005). Personal relatedness and attachment in infants of mothers with borderline personality disorder. Developmental Psychology, 17, 329–347.

Hölling H. & Schlack, R. (2008). Psychosoziale Risiko und Schutzfaktoren für die psychische Gesundheit im Kindes- und Jugendalter- Ergebnisse aus dem Kindes- und Jugendgesundheitssurvey (KiGGS). Das Gesundheitswesen, 70 (3), 154–163.

Hofstede, G. (2004). Culture's Consequences. Thousand Oaks: Sage.

Hug-Hellmuth, H. (1920). Zur Technik der Kinderanalyse. Kinderanalyse, 2, 9–27.

Hurrelmann, K. (2002). Einführung in die Sozialisationstheorie (8. Aufl.). Weinheim: Beltz Juventa.

Hurrelmann, K. (2006). Gesundheitssoziologie (6. Aufl.). Weinheim: Beltz Juventa.

Imber-Black, E. (2006). Wird es schlimmer, wenn man darüber spricht? Resilienz angesichts einer lebensbedrohlichen Krankheit. In R. Welter-Enderlin & B. Hildenbrand (Hrsg.), Resilienz – Gedeihen trotz widriger Umstände (S. 94–118). Heidelberg: Auer.

Kallenbach, G. (2014). Begleitende Elternarbeit in der psychodynamischen Kindertherapie. Eine theoretische Konzeptualisierung. Gießen: Psychosozial-Verlag.

Kanfer, F.H., Reinecker, H. & Schmelzer, D. (2012). Selbstmanagement-Therapie. Ein Lehrbuch für die klinische Praxis (5. Aufl.). Heidelberg: Springer.
Klitzing, K., Döhnert, M., Kroll, M. & Grube, M. (2015). Psychische Störungen in der frühen Kindheit. Deutsches Ärzteblatt, 112, 21–22, 375–386.
Knappe, S., Müller, N. & Härtling, S. (2013). Der Einbezug von Eltern in die ambulante Kinder- und Jugendlichenpsychotherapie. Status quo, Nutzen und Barrieren aus der Sicht niedergelassener Psychotherapeuten in Sachsen. Psychotherapeutenjournal, 3, 246–252.
Knutson-Medin, L., Edlund, B. & Ramklint, M. (2007). Experiences in a group of grown-up children of mentally ill parents. Journal of psychiatric and mental health nursing, 14, 744–752.
Kölch, M., Dockhorn, M., Moser, I. & Fegert, J.M. (2014). Einbezug von Eltern in der Kinder- und Jugendpsychiatrie. In APK, P. Weiß & A. Heinz (Hrsg.), Qualität therapeutischer Beziehung. Tagungsdokumentation Berlin, 24./25. September 2014, Tagungsband 41 (S. 108–115). Köln: Psychiatrie Verlag.
Könning, J. (2002). Das Gutachterverfahren in der Kinder- und Jugendlichenverhaltenstherapie. Psychotherapeutische Praxis, 3, 119–131.
Krähenbühl, V., Jellouschek, H. & Kohaus-Jellouschek, M. & Weber, R. (2011). Stieffamilien. Struktur – Entwicklung – Therapie (7.Aufl.). Freiburg: Lambertus.
Küchenhoff, B. (2001). Welche Hilfen werden gewünscht? Eine Befragung von Eltern, Kindern und Bezugspersonen. In U. Bauer, A. Reinisch & M. Schmuhl (Hrsg.), Prävention für Familien mit psychisch kranken Eltern (S. 331–333). Heidelberg: Springer.
Largo, R. & Czernin, M. (2022). Glückliche Scheidungskinder. München: Piper.
Laucht, M., Esser, G. & Schmidt, M. (1992). Psychisch auffällige Eltern – Risiken für die kindliche Entwicklung im Säuglings- und Kleinkindalter. Zeitschrift für Familienforschung, 4, 22–48.
Lawick, van J. & Visser, M. (2022). Kinder aus der Klemme. Interventionen für Familien in hochkonflikthaften Trennungen. Heidelberg: Auer.
Le Grange, D. & Lock J. (2013). Treatment Manual for Anorexia Nervosa. New York: Guilford.
Lenz, A. (2014). Kinder psychisch kranker Eltern. Göttingen: Hogrefe.
Linehan, M. (2014). DBT Skills Training Manual. New York: Guilford.
Llewellyn,G., McConell, D., Cant, R. & Westbrook, M. (2002). Support network of mothers with an intellectual disability. Journal of Intellectual & Developental Disability, 24 (1), 7–26.
Loose, C., Graaf, P. & Zarbock, G. (Hrsg.). (2024). Schematherapie mit Kindern und Jugendlichen (2. Aufl.). Weinheim: Beltz.
Louis, J.P. & McDonald, L.K. (2020). Good enough Parenting. A Schema Therapy Parenting Programme. Louis Counselling & Training Service Pte Ltd.
Mattejat, F. (2009). Familieninterventionen. In S. Schneider & J. Margraf (Hrsg.), Lehrbuch der Verhaltenstherapie. Band 3: Störungen im Kindes- und Jugendalter (S. 277–291). Heidelberg: Springer.
Mattejat, F.& Remschmidt, H. (2008). Kinder psychisch kranker Eltern. Deutsches Ärzteblatt, 23, 413–418.
Mattejat, F. & Lisofsky, B. (2009). Nicht von schlechten Eltern. Kinder psychisch Kranker. Bonn: Balance.
Mattejat, F., Quaschner, K. & Remschmidt, H. (2006). Verhaltenstherapie bei Kindern und Jugendlichen: Definition, Prinzipien, Besonderheiten. In F. Mattejat (Hrsg.), Lehrbuch der Psychotherapie für die Ausbildung zur / zum Kinder- und Jugendlichenpsychotherapeutin / en und die ärztliche Weiterbildung (S. 3–12). München: CIP-Medien.
McConachie, H. & Diggle, T. (2007). Parent implemented early intervention for young children with autism spectrum disorder: a systematic review. Journal of Evaluation in Clinical Practice, 13, 120–129.
Merikangas, K., Dierker, L. & Szatmari, P. (1998). Psychopathology among offspring of parents with substance abuse and / or anxiety disorders. A high risk study. Journal of Child Psychology and Psychiatry, 39, 711–720.
Niek, L. (2018). Handbook of Parent-Child Interaction Therapy. Heidelberg: Springer.
Novick, J. & Novick, K.K. (2017). Elternarbeit in der Kinderpsychoanalyse. Frankfurt a. M.: Brandes & Apsel.
Omer, H., Alon, N. & von Schlippe, A. (2007). Feindbilder-Psychologie der Dämonisierung. Göttingen: Vandenhoeck & Ruprecht.
Ornstein, A. & Rass, E. (2014). Kindzentrierte psychodynamische Familientherapie. Eine Einführung. Gießen: Psychosozial.
Pauli-Pott, U., Bäcker, A., Neuhäuser, G. & Beckmann, D. (2000). Zur Eltern-Kind-Beziehung und dem Entwicklungsstand von Risikokindern im Vorschulalter: Ergebnisse der Gießener Risikostudie. In F. Petermann, K. Niebank & H. Scheithauer (Hrsg.), Risiken in der frühkindlichen Entwicklung. Entwicklungspsychopathologie der ersten Lebensjahre (S. 283–299). Göttingen: Hogrefe.
Petermann, F. (2017). Therapie-Tools Eltern- und Familienarbeit. Weinheim: Beltz.
Petermann, U. & Petermann, F. (2013). Therapie-Tools Kinder- und Jugendlichenpsychotherapie. Weinheim: Beltz.
Pixa-Klettner, U. (2015). Tabu oder Normalität? Eltern mit geistiger Behinderung und ihre Kinder. Heidelberg: Edition S.
Plass, A. & Wiegand-Grefe, S. (2012). Kinder psychisch kranker Eltern. Weinheim: Beltz.
Plattner, A. (Hrsg.). (2024). Erziehungsfähigkeit psychisch kranker Eltern richtig einschätzen und fördern. München: Reinhardt.
Pleyer, K. H. (2006). Coaching für Eltern – unverzichtbarer Baustein in der systemischen Kindertherapie. In C. Tsirigotis, A. von Schlippe & J. Schweitzer-Rothers

(Hrsg.), Coaching für Eltern. Mütter, Väter und ihr »Job« (S. 102–117). Heidelberg: Auer.
Probst, P. (2003). Entwicklung und Evaluation eines psychoedukative Elterngruppen-Trainingsprogramms für Familien mit autistischen Kindern. Zeitschrift Praxis Kinderpsychologie und Kinderpsychiatrie, 52, 473–490.
Reisenauer, E. (2020). Transnationale Identitätskonstruktionen im Migrationskontext. In P. Genkova & A. Riecken (Hrsg.), Handbuch Migration und Erfolg. Psychologische und sozialwissenschaftliche Aspekte (S. 139–152). Heidelberg: Springer.
Remschmidt, H. & Kamp-Becker, I. (2006). Asperger-Syndrom. Heidelberg: Springer.
Retzlaff, R. (2008). Spiel-Räume. Lehrbuch der systemischen Therapie mit Kindern und Jugendlichen. Stuttgart: Klett-Cotta.
Rotthaus, W. (2023). Der aktuelle Stand der Systemischen Kinder- und Jugendlichenpsychotherapie. *forum* für Kinder- und Jugendpsychiatrie, Psychosomatik und Psychotherapie, 3+4, 101–119.
Rupp, M. & Oberndorfer, R. (2005). Familienforschung und niederschwellige Angebote für Familien. Zeitschrift pro Jugend, 4, 4–8.
Sanwald, S., Kammer, T., Montag, C. & Kiefer, M. (2023). Die Rolle des Oxytocinsystems für die Entstehung der Depression. Nervenheilkunde, 42, 153–160.
Schelling, P. & Gaibler, T. (2012). Regeln für diffizile Konstellationen. Aufklärungspflicht und Einwilligungsfähigkeit. Deutsches Ärzteblatt, 109, 10, 476–478.
Schlippe, von A. (2006). Von der Familientherapie zum systemischen Elterncoaching – Einführung in ein Spannungsfeld. In C. Tsirigotis, A. von Schlippe & J. Schweitzer-Rothers (Hrsg.), Coaching für Eltern. Mütter, Väter und ihr »Job« (S. 9–24). Heidelberg: Carl-Auer.
Schlippe, von A. (2012). Lehrbuch der systemischen Therapie und Beratung 1. Göttingen: Vandenhoeck & Ruprecht.
Schlitt, S., Berndt, K. & Freitag, C. (2015). Das Frankfurter Autismus- Elterntraining (FAUT-E). Stuttgart: Kohlhammer.
Schmelzer, D. (2007). Probleme und Möglichkeiten begleitender Elternarbeit. In M. Borg-Laufs (Hrsg.), Lehrbuch der Verhaltenstherapie mit Kindern und Jugendlichen. Band 1: Grundlagen (2.Aufl., S. 463–509). Tübingen: dgvt-Verlag.
Sluzki, C. (2001). Psychologische Phasen der Migration und ihre Auswirkungen. In Th. Hegemann & R. Salman (Hrsg.), Transkulturelle Psychiatrie (S. 101–115). Bonn: Psychiatrie.
Sollberger, D., Byland, M. & Widmer, G. (2008). Erwachsene Kinder psychisch kranker Eltern-Belastungen, Bewältigung und biographische Identität. In A. Lenz & J. Jungbauer (Hrsg.), Kinder, Partner psychisch kranker Menschen: Belastungen, Hilfebedarf, Interventionskonzepte (S. 157–197). Tübingen: dgtv.
Spieß, K., Katharina, C. & Walper, S. (2016). Ausgewählte Analysen zum Zusammenhang von Migration und Teilhabe. In M. Baader, P. Götte & W. Gippert (Hrsg.), Migration und Familie. (S. 129–180). Heidelberg: Springer.
Staudt, M. (2007). Treatment engagement with caregivers of at-risk children: Gaps in research and conceptualization. Journal of Child and Family Studies, 16 (2), 183–196.
Stepp, S.D., Whalen, D.J. & Pilkonis, P.A. (2012). Parenting behaviors of mothers with borderline personality disorder: A call to action. Journal of Personal Disorders, 3, 104–106.
Sun, K. (2013). Rethinking migrant families from a transnational perspective: Experiences of parents and their children. Journal sociology compass, 7, 445–458.
Tschöpe-Scheffler, S. (2005). Erziehungsstile und kindliche Entwicklung: entwicklungshemmendes versus entwicklungsförderndes Erziehungsverhalten. In G. Deegener & W. Körner (Hrsg.), Kindesmisshandlung und Vernachlässigung. Ein Handbuch (S. 303–316). Göttingen: Hogrefe.
Tschöpe-Scheffler, S. (2023). Fünf Säulen der Erziehung. Wege zu einem entwicklungsfördernden Miteinander von Erwachsenen und Kindern (10. Aufl.). Ostfildern: Patmos.
Wagenblass, S. & Spatscheck, C. (Hrsg.). (2023). Kinder psychisch kranker Eltern. Köln: utb.
Wahl, K., Alt, C. & Hoops, S. (2006). Elterliche Erziehungskompetenzen: Auskünfte aus empirischen Studien. Helfen »Super Nanny« und Co? In K. Wahl & K. Hees (Hrsg.), Ratlose Eltern – Herausforderung für die Elternbildung (S. 31–43). Weinheim: Beltz Juventa.
Wainer, A., Hepburn, S. & McMahon Griffith, E. (2017). Remembering parents in parent-mediated early intervention: An approach to examining impact on parents and families. Autism Journal, 21(1), 5–17.
Weiss, M., Zelkowitz, P., Feldmann, R.B., Vogel, J, Heyman, M. & Paris, J. (1996). Psychopathology in offspring of mothers with borderline personality disorder: A pilot study. Canadian Journal of Psychiatry, 41(5), 285-290.
Wiegand-Grefe, S., Geers, P., Plass, A., Petermann, F. & Riedesser, P. (2009). Children of mentally ill parents: Associations between subjective parental impairment and psychological problems of the children. Kindheit und Entwicklung, 18 (2), 111–121.
Wiegand-Grefe, S., Halverscheid, S. & Plass, A. (2011). Kinder und ihre psychisch kranken Eltern: Familienorientierte Prävention – der CHIMPs-Beratungsansatz. Göttingen: Hogrefe.
Wienand, F. & Bauer-Neustädter, W. (2022). Katathym Imaginative Psychotherapie mit Kindern, Jugendlichen und jungen Erwachsenen. Grundlagen und Praxis. Stuttgart: Kohlhammer.
Zitzmann, J., Rombold, L. & Renneberg, B. (2020). Familiäre Transmission der Borderline Persönlichkeitsstörung. Zeitschrift für Psychotherapie, 65, 366–373.